Bebidas probióticas

LAURA TORRES

Redbook

© 2019, Redbook Ediciones, s. l., Barcelona

Diseño de cubierta: Regina Richling

Imágenes y diseño de interior: Primo Tempo

ISBN: 978-84-9917-556-0

Depósito legal: B-173-2019

Impreso por Sagrafic, Pasaje Carsi 6, 08025 Barcelona

Impreso en España - *Printed in Spain*

Índice

Prebióticos y probióticos, una pequeña gran revolución

Tus bebidas. El arte de fermentar

Las diferentes bebidas probióticas

Prebióticos y Probióticos

una pequeña gran revolución

Los microorganismos que componen la microbiota intestinal ejercen funciones mucho más importantes para la salud de lo que se creía. Hoy sabemos mucho más sobre ellos y sus beneficios, y sabemos también que la actual alimentación convencional está provocando un descenso alarmante de la diversidad de estos microbios beneficiosos. Por suerte tenemos a nuestro alcance una gran variedad de alimentos prebióticos y probióticos que, junto a la fibra alimenticia, podemos añadir a los menús para restablecer la diversidad y la eficacia de la microbiota.

En los intestinos

Nuestros intestinos albergan más de 100.000 millones de bacterias que se desarrollan plenamente ahí, con un peso total mayor que el de nuestro cerebro. Ningún investigador habría imaginado, hace algunas décadas, un universo tan rico.

Estamos todavía lejos de comprender el funcionamiento de este ór-

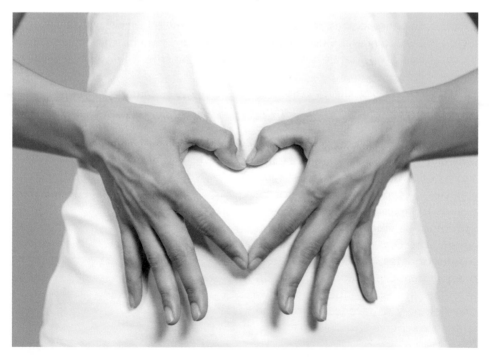

gano, en el que los genes son 25 veces más numerosos que los nuestros, pero casi cada día se descubre una nueva implicación de los intestinos en nuestra salud. Unas implicaciones sorprendentes que han revolucionado nuestra manera de comprender enfermedades actualmente en plena expansión como las alergias, el asma, la depresión, la obesidad, el autismo y las enfermedades autoinmunes.

¿Cómo explicar que unas bacterias que viven en el intestino pueden provocar trastornos o disfunciones que tienen efectos en el conjunto del cuerpo humano? Gracias a la comunidad científica, hoy sabemos con más detalle que el ser humano y su microbiota viven en simbiosis.

Durante generaciones, hemos evolucionado de manera muy estrecha hasta el punto de formar hoy en día un ser híbrido "humano-microbios", en el que cada una de las partes es indispensable para la otra. Los seres humanos ingerimos una cantidad de alimentos que no podemos digerir, pero que sirven para alimentar a miles de millones de microbios en el tubo digestivo. A cambio, estos microorganismos beneficiosos mejoran nuestra esperanza de vida, aumentando el nivel de absorción de los micronutrientes importantes, adaptando el estrés o equilibrando el tejido adiposo. En resumen, ayudan a la persona a vivir más tiempo y, al hacerlo, se aseguran su propia supervivencia.

Microbiota, inmunidad y larga vida

Dicho de otra forma, cuanto más útil y eficaz sea la microbiota de las personas, más probabilidad de sobrevivir tendrán –y por tanto de reproducirse– y más podrán transmitir los mismos grupos de bacterias a sus descendientes. Pensemos que, durante el parto, la flora intestinal de la madre se transmite íntegramente al recién nacido. Es una mezcla única y valiosa que le garantizará una salud óptima para comenzar su nueva vida al aire libre.

La microbiota se ha encargado de una parte de la maduración de nuestro sistema inmunitario. Al enseñarle a reaccionar adecuadamente ante bacterias beneficiosas o patógenas, nuestra microbiota contribuye a su equilibrio y a un funcionamiento óptimo de nuestras defensas. También se

Vellosidad intestinal

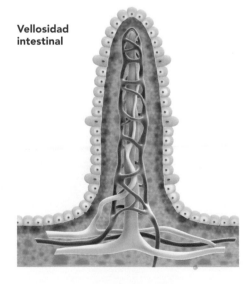

ocupa de adaptar el nivel inflamatorio del sistema nervioso al comunicarse permanentemente con el cerebro. Pero hay un problema: hemos adoptado nuevos modos de vida que ya no permiten satisfacer sus necesidades.

Al realizar profundos cambios en nuestra alimentación, en cierta forma hemos "roto el contrato" que nos unía a nuestra microbiota, que ya no encuentra combustible interesante en los alimentos que ingerimos, lo que hace que progresivamente marche de nuestros intestinos. Y aún peor, nosotros le ponemos toda clase de inconvenientes al comer alimentos improbables, cuyos elementos no digeridos alimentan bacterias nocivas competidoras… La microbiota sufre, lo cual afecta a la persona, que se hace más sensible, menos estable y más predispuesta a enfermar.

Millones de amigos íntimos que podemos perder

Así que la evolución de nuestra alimentación fragiliza la supervivencia de los 100.000 millones de amigos con los que hemos ido de la mano durante milenios. Sin embargo, estos amigos son únicos: no hay dos microbiotas idénticas en el mundo entero. En el nacimiento, cada uno de nosotros tenemos una combinación que depende a la vez de nuestros genes y de las cepas que nuestra madre nos ha transmitido, pero esta cambia con el tiempo, en función de factores medioambientales como nuestro nivel de actividad física o nuestra alimentación. En otras palabras, la composición de nuestra microbiota nunca está garantizada: hay que mantenerla porque puede degradarse en cualquier momento.

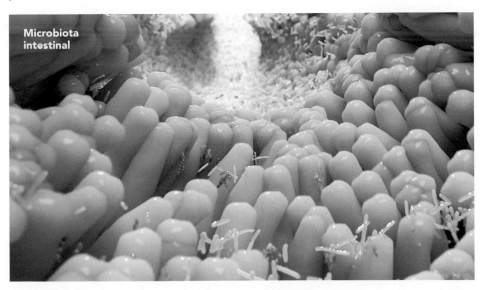

Microbiota intestinal

Cuando esta se degrada se da un descenso en la diversidad de los microbios beneficiosos, pero también la presencia de bacterias que no se encuentran en una microbiota sana. Gracias a la secuenciación del ADN, los investigadores han evidenciado este tipo de bacterias en las vías digestivas de las personas con diabetes, cirrosis u obesidad. Se cree que la mayoría de ellas juegan un papel en el aumento de peso y en los procesos de inflamación encontrados en muchísimas enfermedades.

Alergias y otros trastornos

"Las enfermedades autoinmunes y las alergias están relacionadas con los trastornos intestinales", afirma Georges Mouton, médico especializado en medicina funcional y ecosistema intestinal. ¿Qué pasaría si los microorganismos beneficiosos abandonaran definitivamente nuestros intestinos? Los investigadores han mostrado recientemente que, sin estos amigos, un mamífero no llegaría muy lejos...

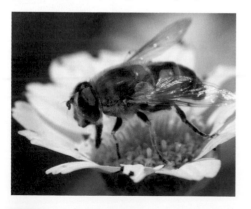

Unos experimentos realizados con roedores criados "en una burbuja" que no habían estado nunca en contacto ni con el más mínimo microbio (es decir sin microbiota) lo han evidenciado claramente. Para estos roedores, nada es fácil: la ausencia de bacterias les hace muy vulnerables a los gérmenes patógenos, y rápidamente, se encuentran debilitados por las enfermedades, las alergias y el estrés. Los roedores, al igual que los seres humanos, han evolucionado en simbiosis con un grupo de bacterias beneficiosas respondiendo a las necesidades de estas y adaptándose a su alimentación específica.

No podemos aspirar a una vida saludable –y probablemente, ni siquiera a una vida– sin microbiota intestinal. Nuestra microbiota sigue viva, pero su composición cambia y la calidad de las cepas que la componen se degrada a un ritmo cada vez más rápido. Las consecuencias ya son perceptibles y todo indica que esto sólo es el comienzo:

• La cantidad y la diversidad de las **enfermedades autoinmunes** (diabetes tipo 1, esclerosis múltiple, poliartritis reumatoide, lupus, síndrome de Reynaud…) se dispara.

Estas patologías poco conocidas resultan de una disfunción del sistema inmunitario que le lleva a atacar a los elementos constituyentes normales del organismo. Su número no ha dejado de aumentar desde los años 1970: hoy en día hay inventariadas cerca de 80.

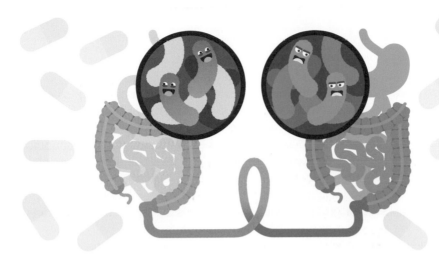

• La **inflamación crónica**, casi sistemática en caso de enfermedad autoinmune, se generaliza a toda velocidad. Al principio a menudo asintomática, tiene tendencia a hacerse crónica cuando se manifiestan los síntomas. De manera lenta pero segura, favorece modificaciones locales de la organización celular y tisular y provoca la aparición de patologías muy diversas (cardiovasculares, neurodegenerativas, autoinmunes…).

• La prevalencia de **las alergias** ha aumentado considerablemente en los últimos 30 años. Estas corresponden a un desarreglo del sistema inmunitario relacionado con una pérdida de la tolerancia frente a sustancias en principio inofensivas: los alérgenos, como el cacahuete.

Las alergias pueden tener manifestaciones cutáneas (urticaria, dermatitis), respiratorias (rinitis, asma) o generalizadas (anafilaxia): se calcula que existe hoy en día un alarmante 30% de la población afectada por una enfermedad alérgica.

• Las **enfermedades que afectan al sistema cognitivo**, como la depresión, la esquizofrenia o las enfermedades neurodegenerativas están también en plena expansión y tienen una relación directa con la microbiota.

¿Peor con más higiene?

La degradación de nuestra microbiota se manifiesta por la sustitución de ciertas cepas beneficiosas por patógenos, pero también por el **descenso espectacular de la diversidad de microorganismos**. Todavía hace algunos años, pensábamos que había que evitar al máximo que los bebés estuvieran en contacto con los microbios. Hubo una época, cuyos ecos todavía existen, en la que se disparó el número de cesáreas, de tratamientos antibióticos intensivos y de medidas de higiene drásticas.

Hoy en día, sabemos que fue un error dramático: las microbiotas de los lactantes han tardado en diversificarse y actualmente, los adultos tienen un sistema inmunitario defectuoso que fomenta el desarrollo de infinidad de trastornos y enfermedades.

Los científicos han demostrado que los mamíferos criados en un medio estéril desarrollan alergias más severas que sus homólogos criados normalmente, lo que coincide con una vieja observación según la cual los niños que viven en una granja (y que hoy en día son cada vez menos numerosos) sufren muchas menos alergias que los niños que viven en la ciudad.

¿Cómo explicar esta paradoja? Es durante los primeros años de la vida cuando los microbios enseñan al sistema inmunitario a controlarse. Le enseñan muy sutilmente cómo reconocer a los intrusos, cómo reaccionar adecuadamente, cómo tolerar a una parte de estos y combatir a los otros. Al lado de ellos, el sistema inmunitario también aprende a graduar sus reacciones, a mostrarse menos impulsivo o más franco cuando la situación lo exige. Es un auténtico entrenamiento, al final del cual el organismo sabrá equilibrar sus respuestas inmunitarias de la mejor manera.

Cuanto más numerosas son las bacterias y más diversificadas están, más elevado es el nivel de entrenamiento. En nuestras sociedades modernas, este nivel es cada vez más bajo, y los sistemas inmunitarios no logran jamás **un nivel suficiente de madurez**.

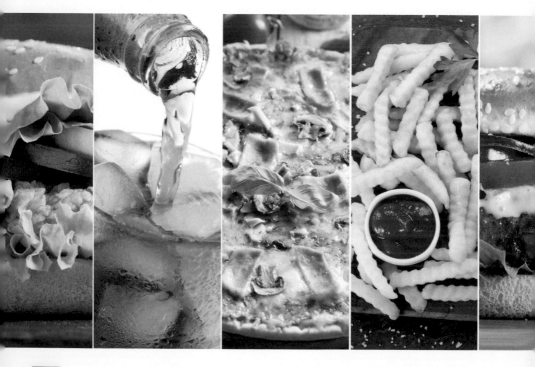

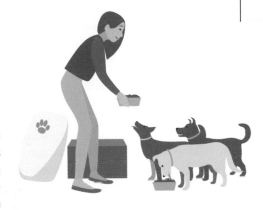

¿Cuándo alimentamos mal a nuestras bacterias?

Los propietarios de animales de compañía se preocupan cada vez más de la composición de los alimentos secos que dan a sus fieles cómplices. ¿Están realmente adaptados a sus necesidades? ¿Cuál es la parte de cereales en la composición total?

¿Corresponde la cantidad de micronutrientes a lo que ellos comerían en la naturaleza?

Estas preguntas son legítimas, sobre todo cuando descubrimos la deriva de la industria agroalimentaria para uso humano, pero estas nos hacen sonreír: la mayoría del tiempo, estas personas no se preocupan en

absoluto de la alimentación ideal de los organismos que están todavía más cerca de ellas, ya que viven en sus intestinos.

Y, al igual que nuestros amigos de cuatro patas, los microbios simbióticos tienen preferencias alimenticias. La gran mayoría de estos disfrutan con fibras alimenticias, estas largas cadenas de polisacáridos que se en-

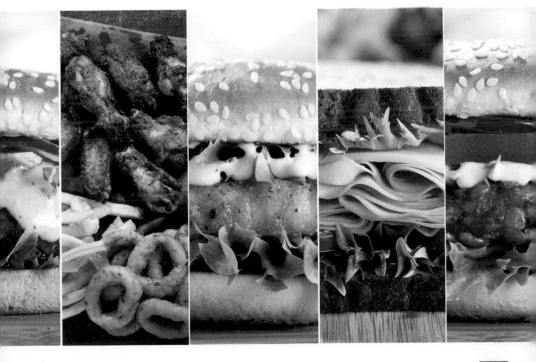

cuentran en abundancia en las frutas, las verduras frescas y los cereales integrales. Cada especie dispone de sus propias enzimas para degradar, fermentar y utilizar la energía contenida en estas fibras indigeribles para el organismo humano.

En todas las personas con una buena microbiota, estas fibras son reducidas a trozos cada vez más pequeños, del intestino delgado hasta el colon, antes de desaparecer completamente al final de la cadena. Si quitamos estas fibras de su alimentación, las bacterias abandonarán poco a poco su entorno intestinal en medio de un gran desconcierto. Pero si de forma progresiva y generalizada las incluimos en las comidas y bebidas, la diversidad de estas bacterias beneficiosas aumentará.

Desafortunadamente, la alimentación en las sociedades modernas conduce a la supresión de la fibra alimentaria en nuestra comida, agravada por una presencia creciente de química nociva a lo largo de los procesos de la industria alimentaria. Es una situación

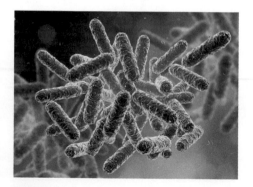

cada vez menos sostenible, tanto para el planeta como para nuestra propia salud, y en casa, en la cocina, no lo mejoraremos con el uso de cada vez más platos precocinados y recalentados en el microondas.

El derrumbamiento de las tradiciones culinarias, la industrialización de la alimentación, el refinado de los cereales, el abandono de los productos vegetales frescos: todo contribuye a una amenaza seria de la microbiota. Incluso estamos favoreciendo otros microorganismos competidores que son nocivos.

Nuestras nuevas malas compañías

• **Las bacterias y los hongos patógenos.** La exposición frecuente de nuestro organismo a los antibióticos, ya sea por tratamientos medicamentosos regulares, o indirectamente, a través del consumo de animales de cría, perturba gravemente la microbiota. Por definición, estos medicamentos obstaculizan el funcionamiento de las bacterias: por tanto, a medio plazo, estos llevan, de manera duradera, es decir definitiva, a la erradicación de las bacterias que habitan en nuestro tubo digestivo. Por supuesto, al final de un tratamiento, unas bacterias vuelven a habitar las tierras abandonadas, pero no todas las bacterias beneficiosas encuentran su lugar…

• **Demasiadas proteínas.** Hay otros factores medioambientales favorecedores de los patógenos competidores. Dejando por un momento aparte a los atletas y las personas mayores, la mayoría de las personas occidentales consumen demasiadas proteínas (en Europa, aproximadamente 1,7 veces más de lo recomendado), consecuencia de un acceso casi ilimitado a los productos de origen animal.

Ahora bien, una parte de estas bacterias excesivas no son digeridas ni asimiladas por el organismo: están todavía intactas cuando llegan al colon en contacto con la microbiota. Una parte de las bacterias intestinales logra degradarlas, pero este consumo provoca la producción de dos productos tóxicos para las células de la mucosa intestinal: el sulfuro de hidrógeno y el p-cresol (para-cresol). Los dos compuestos pueden pasar a la circulación sanguínea y favorecer la inflamación en bastantes otros órganos, como el riñón o el hígado. Al consumir proteínas en exceso, favorecemos a las bacterias negativas y traicionamos a nuestras aliadas de siempre, las bacterias beneficiosas.

• **Azúcares refinados.** Se produce el mismo fenómeno en otra parte cuando consumimos cantidades de azúcares refinados totalmente inadecuadas, es decir, prácticamente todos los días. Esta alteración es dramática, ya que las madres transmiten seguidamente su microbiota a los hijos. No debe sorprendernos que la calidad de la microbiota se degrade de generación en generación.

¿Cómo acabar con estas compañías poco recomendables que contribuyen a la inflamación crónica y al desarrollo de enfermedades? Como pasa a menudo en la alimentación, eso no es fácil: se crean círculos viciosos sin darnos cuenta. Se ha descubierto que incluso nuestro olfato está influido por el tipo de microorganismos que habitan nuestro tubo digestivo. En otras palabras, nuestras preferencias alimenticias o nuestras ganas culinarias pueden estar en parte dictadas por los miles de millones de bacterias que se alimentan de los restos de la comida.

Si tenemos una flora intestinal de mala calidad, que por ejemplo se ha adaptado a una alimentación demasiado rica en proteínas animales, entonces estaremos más fácilmente dispuestos a optar por un menú rico en carne, simplemente porque la propia microbiota nos invita a ello. Estos fascinantes trabajos abren nuevas perspectivas para comprender mejor los trastornos del comportamiento alimentario…

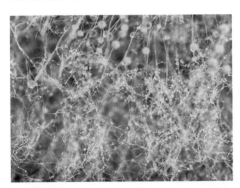

¿Hay solución?
El poder de la fibra

La falta de madurez de nuestros sistemas inmunitarios no podrá corregirse. Pero todavía hay tiempo para procurar preservar o reconstituir una microbiota que sea lo más sana posible. Hay dos grandes soluciones.

La primera ya la hemos mencionado, consiste en aumentar progresivamente la cantidad de fibra alimenticia (que forma parte de los prebióticos), disminuyendo a la vez las fuentes de proteínas animales y de azúcares refinados. Al hacerlo, favorecemos el desarrollo de las bacterias sanas y matamos de hambre a las que son patógenas. Es relativamente fácil encontrar alimentos ricos en fibra, ya que se encuentra en prácticamente todas las legumbres, cereales integrales de cultivo ecológico y la práctica totalidad de las frutas y verduras frescas.

De todas formas, las personas que tengan dificultades para consumir más de diez frutas y verduras al día (por ejemplo, debido a limitaciones de tiempo) pueden recurrir por supuesto a los zumos naturales, frescos y recién elaborados en batidora o extractor lento de filtro grueso: se trata de conservar toda, o la mayor parte de fibra posible. Todo ello junto a las bebidas probióticas que vamos a ver a lo largo del libro.

Existe también el recurso de los prebióticos de origen natural como pueden ser los fructooligosacáridos, preparados a partir de simples remolachas y suficientemente concentrados para alimentar a millones de bacterias beneficiosas. Dicha estrategia permite facilitar la recolonización del intestino por bacterias beneficiosas, especialmente las que liberan ácidos grasos de cadena corta (butirato y propionato).

Estos compuestos, no demasiado conocidos, ejercen un impacto excelente en la salud y explican una gran parte de las propiedades beneficiosas que se conocen de la microbiota.

Veamos sus efectos en la salud:

• **El butirato actúa en la permeabilidad de la mucosa intestinal.** Refuerza la adhesión y la solidez de las uniones entre las células de la pared al aumentar la expresión de varias proteínas de estructura. De hecho, este disminuye el paso de las bacterias y de ciertos compuestos (los lipopolisacáridos y los antígenos tóxicos que se encuentran masivamente en la alimentación industrial) a través de la pared, responsables de la inflamación crónica.

• **El propionato y el butirato reducen la fabricación de lípidos** por los hepatocitos del hígado e impiden que las células de Kupffer produzcan citocinas proinflamatorias.

• **Los ácidos grasos de cadena corta facilitan la saciedad** y aumentan la sensibilidad a la insulina de las células (lo que puede mejorar, por ejemplo, los casos de diabetes, sobre todo del tipo II).

• El propionato y el butirato interfieren con las células inmunitarias **para**

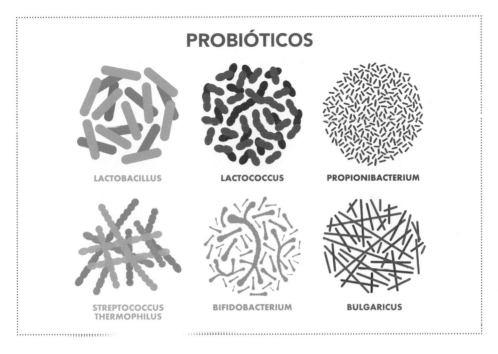

PROBIÓTICOS

LACTOBACILLUS   **LACTOCOCCUS**   **PROPIONIBACTERIUM**

STREPTOCOCCUS THERMOPHILUS   **BIFIDOBACTERIUM**   **BULGARICUS**

disminuir la intensidad y la incidencia de las enfermedades inflamatorias.

¿Por qué no consumir directamente los ácidos grasos de cadena corta? Porque en realidad solo se encuentran en pequeñas cantidades en alimentos que no son necesariamente recomendables a largo plazo, como la mantequilla o el queso. Así que más vale contar con una flora intestinal estable, capaz de producir estos compuestos de manera continua y a dos pasos de sus zonas de actuación.

Recordad que un consumo diario de fibra, entre 60 y 80 gramos, permite en sólo unos meses aumentar considerablemente la diversidad de la microbiota y enriquecerla con bacterias capaces de liberar propionato y butirato.

Probióticos más allá del yogur

La segunda solución se basa en trabajos innovadores que han puesto de relieve el inmenso poder terapéutico de los probióticos. Los probióticos son microorganismos, a menudo bacterias, que proceden de alimentos como los yogures o el kéfir (¡veréis que hay algunos más!) y que actúan favorablemente en la microbiota intestinal. Sus efectos son transitorios: estos no se implantan realmente como las bacterias comensales de la microbiota humana, pero favorecen la vuelta de estas y persiguen a los intrusos.

La idea de que las bacterias de ciertos alimentos contribuyen a nuestra salud no es nueva En 1908, el sabio Ilya Metchnikov ya afirmaba que la asombrosa longevidad de los búlgaros se debía a su gran consumo de yogures. Por otra parte, a principios de siglo, este tipo de productos se vendía exclusivamente en farmacias... Desde entonces, la investigación ha hecho progresos considerables gracias a los miles de estudios realizados sobre los probióticos y la microbiota intestinal. Hoy en día sabemos que el cerebro se comunica permanentemente con la microbiota, y que este diálogo es bilateral: el cerebro envía mensajes a los microorganismos simbióticos, pero lo contrario también es verdad, y estos mensajes tienen un impacto en mecanismos fisiológicos y psicológicos muy variados (ansiedad, depresión, trastornos del estado de ánimo, respuestas emocionales...). ¿Cómo pueden actuar los probióticos para mejorar estos intercambios?

A través de tres mecanismos

• En los niños pequeños, los probióticos favorecen una sana maduración del sistema inmunitario del niño, en contra de las reacciones alérgicas.

• En el adulto, los probióticos favorecen la expansión de ciertas bacterias beneficiosas que sintetizan el butirato, un ácido graso conocido con propiedades excepcionales.

• Estos también reducen, mediante la competencia por los recursos, las poblaciones de ciertas bacterias patógenas, especialmente aquellas de las que se sospecha que están implicadas en el desarrollo de patologías inflamatorias e intestinales (como *Bilophila wadsworthia*).

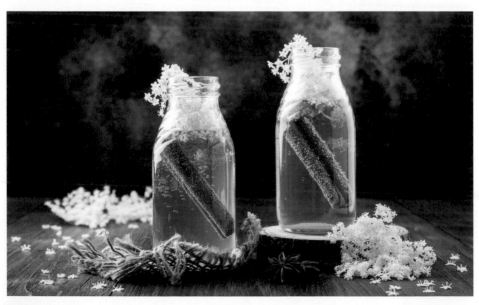

Microbiota y salud

Los últimos hallazgos de los investigadores mencionan implicaciones de la microbiota para la salud absolutamente asombrosas.

1) La neuroinflamación Se considera que ciertos probióticos como *Lactobacillus farcimins*, una bacteria láctica, posiblemente permite limitar la permeabilidad de la barrera intestinal, reduciendo el paso a la circulación sanguínea de compuestos proinflamatorios; algunos de estos compuestos acentúan en el cerebro los efectos negativos del estrés y aumentan el riesgo de enfermedades neurodegenerativas.

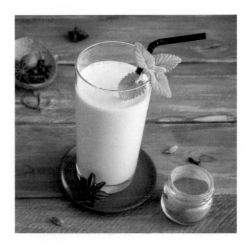

Se estudia si esta neuroinflamación está directamente relacionada con el deterioro cognitivo. En un estudio reciente (revista *Frontiers in Immunology*), se muestra que la neuroinflamación relacionada con el envejecimiento y con la alimentación provoca la liberación de sustancias químicas conocidas por detener la función cognitiva. Ahora bien, el butirato, uno de los ácidos grasos de cadena corta fabricados por las "buenas" bacterias, puede impedir la liberación de estas sustancias nocivas. Y uno de los medios más eficaces de disfrutar de los efectos del butirato es consumir más fibra. Jeff Woods, profesor de kinesiología y coautor del estudio afirma: "Las personas mayores consumen un 40% menos de fibra de lo recomendado. No ingerir suficiente fibra puede tener consecuencias negativas para cosas que ni siquiera puede imaginarse, como la salud del cerebro y la inflamación en general."

2) Los problemas dermatológicos. Desde hace varios años se sabe que el paso de compuestos proinflamatorios a la circulación sanguínea está relacionado con la inflamación de la piel, pero se ha presentado un fenómeno completamente diferente para explicar las consecuencias desastrosas de tener una microbiota mala en el ámbito dermatológico. Los probióticos y las bacterias beneficiosas adaptan el sistema inmunitario activando varios tipos de células, como las células dendríticas, los linfocitos T y NK.

Ahora bien, estas células, que son anormalmente reducidas en los animales desprovistos de flora intestinal, contribuyen a un aumento de la producción de interleucina 10 (IL10), una citocina con un gran poder antiinflamatorio secretada por el organismo como reacción a varios estados patológicos como el eczema o la dermatitis.

La revolución intestinal está en marcha

Con la reciente secuenciación del genoma humano y la identificación de los genes de predisposición, se dio un gran paso hacia la medicina del mañana. Comprender integralmente este fascinante universo que es la microbiota y producir bacterias humanas personalizadas para prevenir y tratar trastornos y enfermedades.

Mientras tanto, podemos contar con los probióticos de origen alimenticio, como las bebidas que vamos a ver en este libro, y cuyos efectos beneficiosos siguen siendo más numerosos. Estos representan las premisas de una medicina que por fin tiene en cuenta el hecho de que cada persona y su microbiota son una simbiosis esencial para el mantenimiento de la salud y del bienestar. Una auténtica revolución está a punto de nacer…

Probióticos y prebióticos

Veamos ahora muy brevemente qué son probióticos y prebióticos.

Un alimento probiótico es, según la OMS, un alimento que contiene microorganismos vivos que, suministrados en cantidad adecuada, confieren un efecto beneficioso sobre la salud del húesped (los seres humanos, en nuestro caso).

Dicho de otro modo, y de forma muy general: si lo que queremos es que en nuestro sistema digestivo haya bacterias buenas, lo que tenemos que hacer es tomar probióticos, que son la bacteria buena en sí.

Los probióticos han de estar vivos al ser ingeridos.

Hay que tener en cuenta las cantidades y, tanto si es en forma de alimento como de suplemento, tomarlos en dosis apropiadas si se busca un efecto terapéutico. Hay que tener en

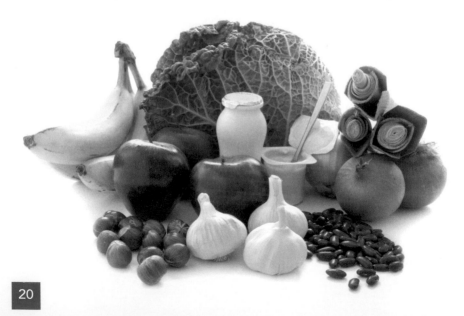

cuenta que se nos ofrecen alimentos "con probióticos" en la etiqueta, pero han de informar sobre los microorganismos que contienen, porque a veces aparecen en cantidades tan pequeñas que no se notará ningún efecto.

Prebióticos

Los prebióticos, nombre que muchos utilizan cuando hablan de los probióticos, no son en realidad microorganismos vivos, por lo que no son lo mismo.

Un prebiótico es un ingrediente concreto de un alimento que no se digiere y que cuando entra en nuestro organismo estimula el crecimiento y/o la actividad de algunas bacterias que ya están establecidas en nuestro colon, mejorando nuestra salud. La fibra vegetal alimentaria es la estrella de los prebióticos, y la encontramos en abundancia en las frutas, las verduras, las legumbres y los cereales integrales, que elegiremos de cultivo ecológico siempre que sea posible.

Las empresas alimentarias nos hablan de otros prebióticos, bastantes de ellos ya bien conocidos, como la oligofructosa, la inulina, los galacto-oligosacáridos, la lactulosa y los oligosacáridos de la leche materna. Todos ellos, excepto el último, se utilizan habitualmente como ingredientes de alimentos como galletas, cereales, chocolate o productos lácteos.

Los beneficios que pueden aportar son diversos. La fermentación de la oligofructosa en el colon, por ejemplo, aumenta el número de bifidobacterias, mejora la absorción del calcio, acorta la duración del tránsito gastrointestinal y reduce los niveles de lípidos en sangre. Al aumentar el número de bifidobacterias se producen compuestos ayudan a reducir el riesgo de infección y determinados factores inflamatorios.

Como los guerreros

Para explicarlo de modo muy sencillo suele ponerse el ejemplo de los probióticos como los guerreros que entran en nuestro cuerpo dispuestos a buscar un sitio en el que montar su campamento y prepararse para combatir contra las bacterias enemigas. Siguiendo con esta analogía, los prebióticos vendrían a ser la infraestructura para los soldados: su comida, su tienda de campaña, los recursos, etc., que hace que los soldados estén más activos. Puede ayudar a los que han entrado, si es que hemos tomado probióticos, o ayudar a los que ya estaban ahí, que son lo que antes llamábamos nuestra "flora intestinal", hoy reconocido como inexacto, ya que las colonias de nuestro sistema intestinal están formadas por bacterias, hongos y levaduras y la palabra flora hace referencia a vegetales. Por eso se usa "microbiota intestinal".

El sistema digestivo de nuestro cuerpo tiene una magnífica flora (o no tanto), que cumple su función perfectamente si está en buenas condiciones. Sin embargo, se toma un antibiótico (la misma palabra ya lo dice:

"anti-vida") además de "cargarse" las bacterias malas, se lleva también por delante parte de la flora intestinal, haciendo a los niños vulnerables a otras infecciones, provocando diarreas, etc.

En este caso –y en muchos más, como en caso de alergias, procesos inflamatorios, para fortalecer el sistema inmunitario y prevenir gripes y todo tipo de enfermedades y trastornos– es cuando se recomiendan los probióticos y prebióticos como ayuda terapéutica, porque los probióticos pueden ayudar a recomponer la microbiota y a posicionarse allí donde los efectos del antibiótico han hecho mella.

Si además tomamos alimentos prebióticos (o suplementos prebióticos), los soldados (probióticos) no tendrán que andar buscando cobijo, alimento y tiempo para montar su campamento, pues ya estará todo dentro (los prebióticos).

De los tres tipos básicos de microbiota, ¿cuál es el tuyo?

En el intestino hay de 1 a 2 kg de bacterias, pertenecientes a entre 500 y 1.000 especies. El análisis de bacterias intestinales todavía no es una prueba habitual, pero ya existen en España laboratorios que lo llevan a cabo.

Las bacterias también están presentes por el resto del organismo. Hay 10 g en la boca y 20 g en la nariz. El sistema respiratorio acoge más de 600 especies de bacterias. Las más habituales son estreptococos y neisseria (dientes).

La cantidad en los genitales es de 20 g, de más de 60 especies. En la vagina: lactobacilos, estreptococos, bacteroides, cándidas y trichomonas, que son protozoos. En la próstata viven corinebacterias y estafilococos.

En la piel la cantidad asciende a 200 g, de más de mil especies.

En el estómago se encuentran 10 bacterias por ml, pertenecientes a unas 25 especies. Entre ellas se encuentra la potencialmente patógena Helicobacter pylori.

Los enterotipos

Cada persona tiene un determinado tipo de bacterias de forma predominante en su microbiota. Es lo que se conoce como "enterotipo intestinal". La comunidad microbiana asentada en nuestro intestino es una combina-

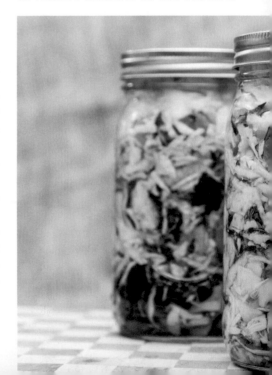

ción única de diferentes tipos y cantidades de bacterias. Hoy sabemos, según recientes estudios, que cada persona tiene, de forma predominante, un determinado tipo de bacterias. Los tipos de microbiota intestinal se conocen como enterotipos, reunidos en tres grupos. Puede decirse que, de la misma manera que tienes un grupo sanguíneo, tienes un tipo de microbiota intestinal o enterotipo.

• **Enterotipo A.** Predominan los bacteroides en un 20-30%. Es propio de personas que siguen dietas grasas y proteínicas. Un desequilibrio a favor de las firmicutes se relaciona con obesidad.

• **Enterotipo B.** Las prevotellas llegan al 10-15%. Frecuente en vegetarianos que consumen más fibra que la media.

• **Enterotipo C.** Es el más común. En este caso predominan los ruminococos, estafilococos y gordonibacter.

Simbióticos, eubióticos...

Los preparados que se ofrecen como "simbióticos" incluyen ambos (pre y pro), a modo de remedo de infinidad de alimentos que también los contienen de forma natural.

Finalmente, tenemos la palabra "eubiótico", del griego ciencia del bien (eu) y de la vida (bios) que servía para hablar de un tipo de conocimiento de los productos de la tierra que ayuda a la salud, al bienestar y el desarrollo vital. Pero que hoy se usa para designar de forma elegante, sustancias "para el bienestar animal", como el ácido benzoico, que procuran sustituir a los antibióticos y controlar salmonellas a través del pienso.

Pero se trata de algo muy distinto del contenido de este libro, así que vayamos a nuestros probióticos.

Beneficios de las bebidas probióticas para la salud

Cada bebida probiótica presenta su propia cepa de bacterias o de levaduras. Existen miles de cepas beneficiosas, y cada una de ellas desempeña un papel fundamental en el buen funcionamiento tanto del sistema digestivo como del sistema inmunitario. Como iremos viendo, los beneficios que se obtienen del consumo de bebidas probióticas son múltiples y variados, además de las propiedades

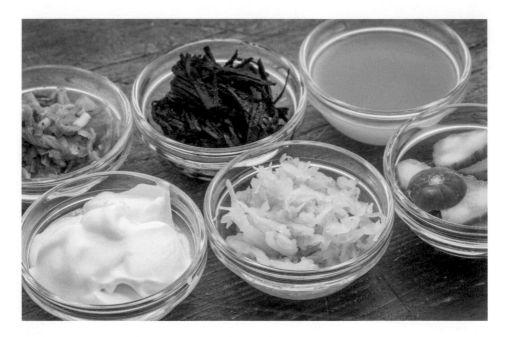

saludables de los ingredientes que componen cada receta.

Las bebidas probióticas fomentan una digestión eficiente al favorecer la salud de la flora intestinal, combatir los agentes biológicos patógenos (aumentando, por lo tanto, la inmunidad) e incrementar la energía, lo que se traduce en una mayor vitalidad general.

Puede decirse que los alimentos fermentados están «predigeridos», ya que sus azúcares han sido descompuestos previamente. Esto hace que sean más fáciles de asimilar que los alimentos no fermentados, agilizando la labor del páncreas, órgano responsable de segregar los fluidos digestivos.

A pesar de que el efecto de las bebidas probióticas depende de la persona, existen estudios que han demostrado su eficacia a la hora de mejorar los síntomas de un sinfín de enfermedades:

• Estreñimiento
• Candidiasis y síndrome del intestino permeable
• Síndrome del intestino irritable
• Úlceras
• Infección vaginal por hongos
• Celiaquía
• Enfermedad de Crohn
• Diarrea
• Diabetes

Es importante tener en cuenta que lo que comemos y bebemos no actúan de la misma manera en cada persona. Hemos reunido la información más importante que se conoce sobre los beneficios de las bebidas probióticas para la salud, pero también hay que saber que existe todavía una parte de la comunidad científica que debate sobre el verdadero alcance de sus efectos positivos. Por eso lo mejor es hacer caso de nuestro propio instinto y comprobar dichos efectos beneficiosos.

Probióticos y levaduras

Entre los miles de cepas de bacterias y de levaduras beneficiosas que existen, destacan los lactobacilos, considerados los mayores impulsores del buen funcionamiento del sistema digestivo. Estas bacterias están presentes en el yogur, el kéfir, la kombucha, el vinagre de sidra, etc. Se puede encontrar una gran variedad de bebidas y suplementos probióticos en el mercado, pero tienden a ser caros y no siempre resultan tan efectivos como los elaborados de forma artesanal en casa.

En la batalla entre las bacterias buenas y malas, los probióticos forman parte del bando de los buenos. Ayudan a luchar contra las cepas dañinas, y como decimos fortalecen el sistema inmunitario y son capaces de prevenir y curar enfermedades, y de aumentar el nivel de energía. Algunas empresas incluso fabrican productos de limpieza probióticos que promueven un entorno saludable.

Como se sabe, cada día ingerimos alimentos sin nutrientes vivos. La raíz del problema es doble: se encuentra tanto en el origen mismo de la comida como en los métodos de preparación y cocinado. La carne está contaminada con antibióticos, y las frutas y las verduras suelen estar modificadas genéticamente, cuando no cubiertas de residuos químicos.

Dependemos en gran medida de alimentos refinados, como la pasta o el pan, a menudo los comemos sin pensar, por la comodidad que supone su consumo, olvidando de que una buena nutrición se obtiene en su mayor parte de una dieta rica en alimentos crudos y enteros o integrales.

Incorporar bebidas probióticas a la dieta no solucionará del todo el déficit nutricional que puedas padecer, pero sin duda ayudará a reparar el daño que las comidas de difícil digestibilidad (como el trigo, las legumbres o los azúcares procesados) puedan haber causado a tu flora intestinal. También favorecerá el desarrollo de unas condiciones propicias para que los microorganismos beneficiosos de la microbiota prosperen y sean capa-

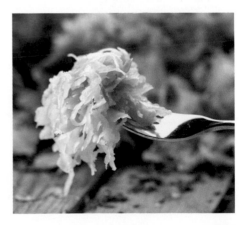

ces de ayudar en la digestión, luchar contra los patógenos y reforzar el sistema inmunitario.

Fermentar en casa

En general se trata de fermentaciones, con la elaboración de una docena de bebidas probióticas y más de 60 estupendas recetas que podemos preparar con ellas. Explicamos cuáles son los beneficios para la salud de cada bebida probiótica, sola o en compañía de tisanas, frutas y verduras que les dan sabores agradables e in-

sospechados, que hacen de ellas una experiencia muy apetitosa. Además, las recetas son orientativas y permiten crear nuestras propias combinaciones, a veces exquisitas.

La tarea de fermentar lleva tiempo, puede ser a veces algo confuso e incluso frustrante, pero una vez que dominas la técnica es un proceso maravilloso. Fermentar bebidas, y también alimentos en general, no sólo es divertido, sino que, gracias a ello, podemos aprender un poquito de química y un poco más sobre salud.

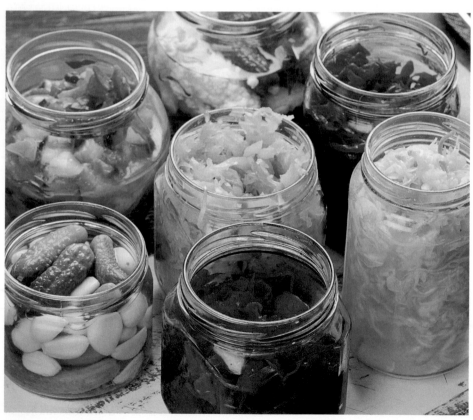

Tus bebidas. El arte de fermentar

Elaborar bebidas probióticas en casa y de forma artesanal puede convertirse también en algo muy rentable. Además es fácil encontrar en internet información sobre todo tipo de cultivos iniciadores de buena calidad, así como los utensilios: jarras, frascos, botellas...

Lo mejor es que disfrutemos sin prisa de la experiencia de promover cultivos probióticos sanos y contentos de haber iniciado un viaje con un impacto muy positivo en la salud.

Como decimos, dentro de ti habita un ecosistema de organismos que ayuda a tu cuerpo a llevar a cabo sus funciones más básicas, que son, al mismo tiempo, las más complejas.

Se trata de estimular estas colonias de bacterias, creando unas condiciones ambientales favorables; eso hará que se desarrollen sanas y felices, y lo notaremos. Ahora bien, puesto que la fermentación artesanal conlleva ciertos riesgos, conviene seguir las instrucciones con cierta disciplina y, sobre todo, sentido común. Así que ¡en marcha!

Sobre la fermentación

La fermentación es una técnica muy valiosa que ha sido utilizada por muchas culturas en todo el mundo durante miles de años. Se ha usado para elaborar cerveza, vino y otras bebidas, y para conservar alimentos, algo fundamental para las diferentes sociedades antes de la invención del frigorífico, ya que se trataba de la única forma de garantizar un almacenamiento seguro de las provisiones.

El proceso fermentativo se da cuando un organismo vivo crece y se multiplica gracias a la asimilación

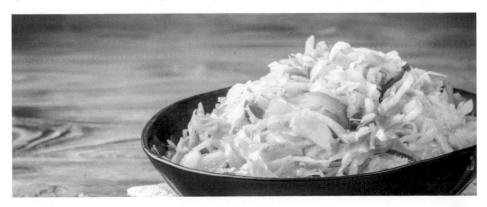

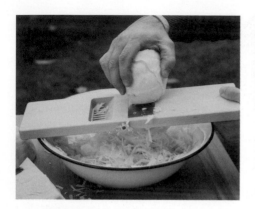
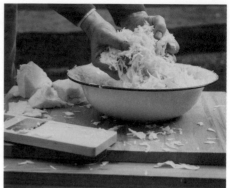

del alimento que se le proporciona, que transformará en ácido y alcohol. En el caso de las recetas que os proponemos, los organismos vivos son cepas de bacterias y levaduras: los probióticos.

El «alimento» del que se nutren los probióticos viene dado en forma de azúcar: azúcar de caña, miel, la lactosa de la leche o la fructosa de la fruta.

El ácido láctico, el tipo de ácido que se produce con la fermentación, ayuda a regular los ácidos gástricos hasta alcanzar el equilibrio adecuado. Tanto el exceso como la deficiencia de ácido láctico provocan en muchos casos molestias que los alimentos fermentados pueden aliviar, dado que contribuyen al mantenimiento de una proporción saludable de ácido láctico que favorece la digestión.

A medida que envejecemos, la presencia de enzimas digestivas disminuye; por ello, las bebidas fermentadas son especialmente recomendables para las personas mayores y de edad avanzada.

Acetilcolina

Otro beneficio derivado de la fermentación es la acetilcolina, un neurotransmisor que actúa tanto en el sistema nervioso periférico como en el sistema nervioso central. Este neurotransmisor es el encargado de llevar a cabo diversas funciones de gran dificultad, como la contracción de los músculos, la motilidad intestinal y la transmisión de la información entre ambos hemisferios cerebrales.

También favorece la concentración, la memoria y ayuda a calmar los nervios. En este sentido, la acetilcolina se considera vital para aprender y retener información. Diversos estudios han mostrado que los pacientes con alzhéimer presentan un nivel bajo de acetilcolina, razón por la que esta enfermedad se trata con una forma sintética del neurotransmisor.

Tal como ocurre en la elaboración del vino y la cerveza, los azúcares presentes al comienzo del proceso de fermentación son metabolizados, por lo que, una vez concluido dicho pro-

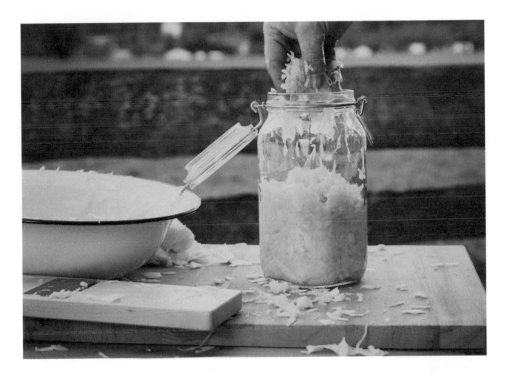

ceso, el remanente de azúcar es mucho menor. También, como en el caso del vino y la cerveza, la mayor parte de las bebidas probióticas con base de agua presenta una pequeña cantidad de alcohol. Por eso es importante ser prudentes antes de dar de beber a los niños estas bebidas probióticas caseras, sobre todo si son fuertes.

¿En cuánto tiempo?

En general, el tiempo necesario para la fermentación varía, dependiendo del alimento o la bebida. Por ejemplo, el yogur y el kéfir necesitan 24 horas o menos para fermentar, mientras que la cerveza de jengibre puede tardar semanas y la kombucha, de 5 a 7 días.

Esto es debido a que las necesidades de cada cepa de bacteria y de levaduras son distintas, y la parte divertida y desafiante del proceso es tratar de averiguar cuáles son sus condiciones ambientales ideales para obtener una bebida de calidad superior.

Con la temperatura ocurre lo mismo: depende de cada alimento, como veremos.

En cuanto a las cantidades, no son redondas en el caso de alguna receta debido al origen anglosajón de algunas de ellas, que tradicionalmente se expresa en galones, pulgadas o tazas. Con la práctica redondearéis estas cantidades originales, como nosotros ya estamos haciendo.

La segunda fermentación

Aunque la mayor parte de la gente está familiarizada con la fermentación, el proceso conocido como fermentación secundaria no es tan conocido. La fermentación secundaria es exactamente eso, un segundo proceso de fermentación que tiene lugar después de que la bebida haya fermentado por primera vez.

No es imprescindible para elaborar bebidas probióticas, pero como decimos, este paso nos permite añadir sabores deliciosos y disfrutar de un resultado más efervescente (con más burbujas).

Durante la primera fermentación, los probióticos consumen la mayoría del azúcar (si no todo), por lo que será necesario agregar una cantidad adicional para que se pueda producir esta segunda fermentación.

¿Qué se consigue con la fermentación secundaria? En primer lugar, se trata de un paso que permite que los probióticos sigan creciendo, lo que implica una mayor presencia de bacterias beneficiosas. Además, es en esta segunda fase cuando se le puede aportar sabor al resultado. Aunque estas bebidas son perfectamente aceptables y saben bien tras la primera fermentación, hay ingredientes como las frutas, los endulzantes (azúcar o miel), las tisanas y tés, las hierbas aromáticas o las flores comestibles, añadidos antes de fermentarlas una segunda vez, que les aportan un toque delicioso, divertido y burbujeante

Las bebidas más adecuadas para esta fermentación secundaria son la kombucha, el jun, la cerveza de jengibre y el kéfir carbonatado. Y, aunque también será según el gusto de cada cual, no es en cambio un paso necesario en el resto de bebidas.

El proceso.
Por dónde empezar

Para los principiantes en el universo de la fermentación el proceso os puede parecer demasiado laborioso, e incluso un tanto apabullante… ¡pero no es así! Podéis elegir cualquier receta como punto de partida. Leéis los consejos generales que vienen en la primera parte… y ¡ya podéis empezar! Una buena idea es hacerlo con los más sencillos, como el yogur o el kéfir, por ejemplo.

Si ya conoces la kombucha o el jun, verás que sale infinitamente más barato hacerlos en casa, además de que podrás elegir tus sabores favoritos y comenzar un proyecto saludable.

Utensilios necesarios

Cada una de las bebidas requiere algún utensilio específico para su elaboración. Cuando te hayas decidido por un tipo de bebida, quizá tengas que comprar algunos. Vamos a verlos.

En comparación con lo que se precisa para elaborar cerveza o vino, los utensilios para fermentar todas esas bebidas son mucho más económicos y se pueden reutilizar en otro

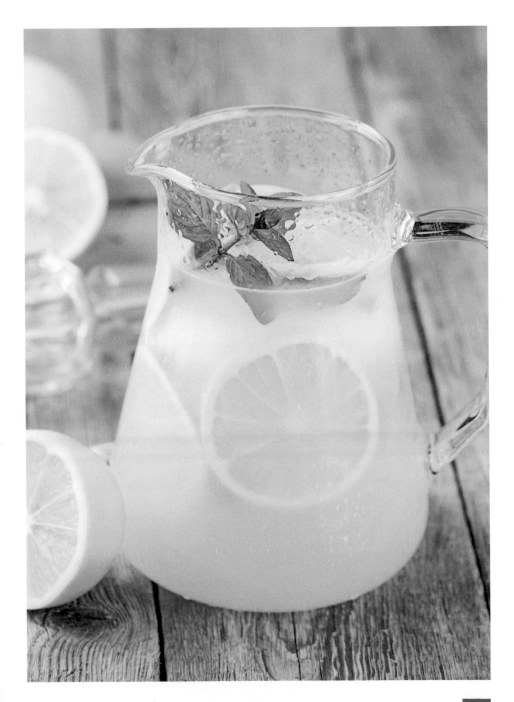

tipo de elaboraciones o para almacenar alimentos.

En general, necesitarás una jarra de cristal grande (o varias), paños de cocina o unas piezas de tela de muselina, gomas elásticas, azúcar, té, botellas de cristal con cierre hermético (son adecuados tanto el cierre de rosca como el de estribo) y agua mineral.

El agua mineral la puedes comprar en garrafas grandes y es la mejor opción para fermentar bebidas probióticas.

Recordemos que entre los consejos y recetas de cada bebida probiótica encontrarás también diversas fórmulas para añadirles sabor. El dulzor, la intensidad y el tiempo de la fermentación primaria condicionarán el resultado final, así que podemos añadir o eliminar ingredientes de acuerdo con nuestras preferencias. Lo mejor es utilizar productos frescos y de temporada para cada receta.

En todas las recetas con base de agua que presentamos se pueden utilizar zumos de fruta naturales para la fermentación secundaria. Los zumos son una manera rápida, sencilla y económica de añadir sabor a las bebidas. Suelen tener una elevada concentración de azúcares y nos proporcionan los mismos beneficios para la salud que la fruta fresca; y se deja la pulpa dentro de la botella durante la fermentación secundaria, nos facilitará la transformación de la bebida gaseosa, algo que es mucho más complicado de lograr con los zumos de frutas industriales.

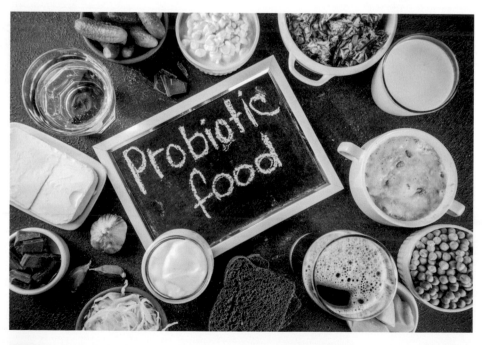

Fermentación perfecta.
Los sabores

Alcanzar el mismo resultado cada vez que elaboras bebidas probióticas puede resultar difícil; incluso si utilizas igual cantidad de ingredientes para la fermentación secundaria, el sabor puede variar de una tanda a otra debido a la temperatura de conservación, la cantidad de azúcar ya presente en comparación con la añadida, la madurez del cultivo, etc. Todos estos factores influyen en el resultado final.

Veamos ahora un poco los sabores específicos que podemos lograr con las bebidas fermentadas, variando los métodos de fermentación de acuerdo con ellos.

• **Seco.** Cuando una bebida tiene un sabor seco (no dulce), quiere decir que los azúcares han sido metabolizados por el cultivo y que el nivel residual de aquellos es bajo. Algunas personas prefieren bebidas secas, mientras que a otras les gustan más almibaradas.

Para evitar un resultado seco, probar la bebida mientras la elaboras, tanto durante la primera fermentación como durante la fermentación secundaria, permite controlar el nivel de dulzor. Para probarla durante la fermentación primaria, toma una pequeña cantidad con una cuchara desinfectada o un vaso.

Durante la fermentación secundaria puedes abrir una botella al cabo de veinticuatro horas. Una vez que la bebida haya alcanzado el nivel de dulzor deseado, todo lo que hay que hacer es detener la fermentación embotellándola y refrigerándola.

• **Dulce.** Todas las bebidas de este libro contienen azúcares, bien por un proceso natural (como la lactosa en el caso de la leche o los carbohidratos en los vegetales) o bien añadidos durante la fermentación. Una vez que el proceso ha concluido, la mayor parte del azúcar se habrá consumido, lo que se traduce en un dulzor final menos acusado.

Si una bebida todavía sabe dulce después de la fermentación, quiere decir que los probióticos y las levaduras no han agotado todos los azúcares, por lo que podemos fermentarla durante más tiempo si se quiere.

Si se prefieren bebidas más dulces podéis añadir algún endulzante, como la miel, el azúcar integral de caña, o bien siropes: de arce, de ágave, de manzana o de cereales. Este paso lo llevaremos a cabo después de la primera fermentación, ya que si se hace antes los cultivos podrían morir.

• **Ácido.** Algunas bebidas, como la kombucha, el kéfir y el zumo de verduras fermentadas, poseen un ligero toque ácido derivado del proceso de fermentación. Eso no quiere decir que se hayan estropeado, ya que ese es precisamente el sabor que corresponde a muchas de estas bebidas tras la fermentación. Cuanto más fuerte sea la bebida, más ácida sabrá.

Para alcanzar un mayor nivel de acidez, dejaremos que la bebida fermente durante más tiempo, pero con

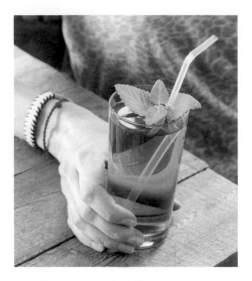

cuidado, ya que si los probióticos no disponen de azúcar suficiente para alimentarse pueden morir por inanición. También hay que prestar atención al nivel de pH de la bebida, porque un pH demasiado ácido es potencialmente dañino para el sistema digestivo.

• **Cremoso.** La consistencia cremosa se suele asociar con los productos lácteos, por lo que es natural que el kéfir o el yogur tengan un sabor y una textura cremosos. Sin embargo, existen otras bebidas que también poseen dichas cualidades. El jun, por ejemplo, tiene un gusto cremoso debido al sabor que destilan los probióticos una vez que han consumido la miel. Y la cerveza de jengibre también puede presentar un sabor mantecoso cuando no está muy seca (significa que todavía está dulce y que, por lo tanto, los probióticos no han consumido todos los azúcares).

• **Con sabor a levadura/alimonado.** Muchas de estas bebidas tienen un ligero sabor a limón o a levadura, señal del proceso fermentativo. Las levaduras que se originan en las bebidas probióticas actúan de manera similar a las que están presentes en la masa del pan. Se nutren de los azúcares, crecen como ellas e incluso saben igual que ellas. Estos dos tipos de sabor son más evidentes en el rejuvelac, en el kéfir de agua, en los zumos de verduras fermentadas y en la cerveza de jengibre, pero incluso el kéfir de leche y otras bebidas de este tipo pueden presentar un toque sutil a levadura.

• **Efervescente.** Ya sabéis, las burbujitas. Cuando se habla de la fermentación y de la carbonatación natural, el término que se suele utilizar es efervescente. Todas las bebidas que aparecen en este libro lo son, incluidos el kéfir de leche y el yogur, aunque unas más que otras. La kombucha, el kéfir carbonatado y la cerveza de jengibre son las bebidas más efervescentes y pueden tener tantas burbujas como un refresco.

La efervescencia se consigue normalmente durante la fermentación secundaria, cuando se han incorporado azúcares adicionales y el líquido se ha guardado en botellas con cierre hermético. Las bacterias y las levaduras, una vez embotelladas, emiten gases, y esta presión da como resultado una carbonatación natural. Así que es normal que el zumo de verduras fermentadas, el rejuvelac o la limonada lacto-fermentada tengan burbujas, ya que se trata de una consecuencia propia del proceso.

Es muy importante prestar atención a las bebidas durante la fermentación secundaria. Cuanto más se prolongue esta fase, más efervescentes serán, lo que significa que las botellas pueden explotar si las bebidas fermentan durante un periodo demasiado largo.

También hay que tener en cuenta que, aunque la refrigeración ralentiza el proceso fermentativo, no lo detiene. Las bebidas siguen fermentando y carbonatándose en la nevera. Cuando hayan alcanzado el nivel deseado de burbujas, el truco reside en someterlas a la fermentación secundaria durante el tiempo justo para que comiencen a carbonatar, y después dejarlas reposar durante dos días en la nevera antes de beberlas. Esto permite que las bebidas continúen con el proceso de fermentación pero sin provocar una presión excesiva.

Higiene

Es muy importante que todos los utensilios empleados en la elaboración de bebidas probióticas fermentadas estén desinfectados. Proporcionar a los probióticos unas condiciones ambientales sanas no solo asegurará su supervivencia, sino que también ayudará a evitar su contaminación y a obtener un resultado de calidad superior.

Si te decides a elaborar varios tipos de bebidas probióticas al mismo tiempo, lo más probable es que acabes con un montón de jarras y tarros repartidos por toda la casa.

Hay que mantener las diferentes clases de bebidas alejadas entre sí (un mínimo de 4,5 metros). Las cepas de probióticos emiten partículas aéreas durante la fermentación y si las partículas de una de las bebidas aterrizan en otra, el cultivo se puede alterar, así que para garantizar la pureza de los cultivos, procuraremos que estén alejados unos de otros.

En la fermentación, el tiempo es crucial y conviene que tener presente en qué fase se encuentra cada una de las bebidas durante el todo proceso. Por todo ello lo mejor es anotar la fecha de inicio del proceso de cada bebida en un cuaderno o en una hoja de cálculo. Así podremos utilizar esos datos como referencia para saber los días que una u otra han estado fermentando.

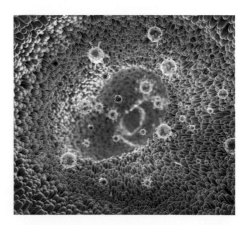

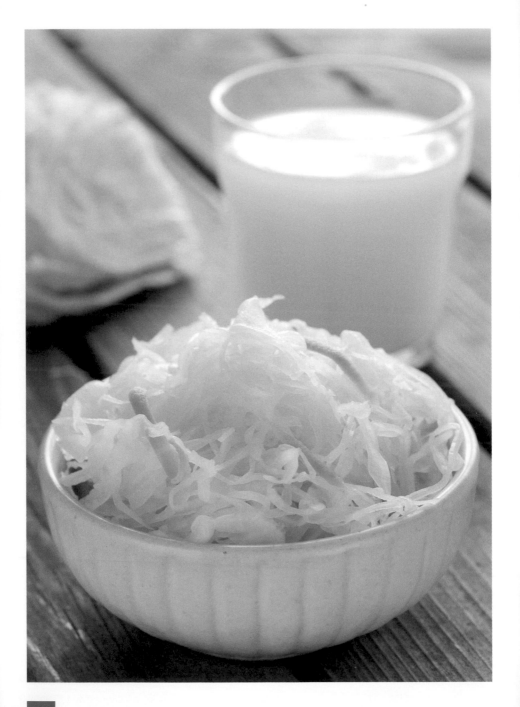

Las diferentes bebidas probióticas

Zumos de verduras fermentadas

Es cierto que las bebidas probióticas dulces y afrutadas son más tentadoras que los zumos de verduras fermentadas, pero las que vamos a preparar aquí contienen tantos nutrientes y probióticos que superan con creces a cualquier otra elaborada a base de fruta.

Tanto en el este de Europa como en la India encontraremos culturas muy receptivas a los salados y amargos zumos de verduras fermentadas. Existen documentos de hace siglos que certifican que en aquella época era más seguro consumir ciertas bebidas, como el kvas de remolacha, que el agua, debido a que los probióticos presentes en el kvas reprimían el desarrollo de las bacterias nocivas y los agentes patógenos que proliferaban en el agua contaminada.

Bebidas predigeridas

Recientemente se está produciendo un pequeño revuelo en torno a las bebidas fermentadas y por una muy buena razón. Cuando las verduras se someten a un proceso fermentativo, los probióticos consumen sus azúcares naturales, convirtiéndolos en dióxido de carbono y ácidos orgánicos.

Dicho proceso da como resultado unas verduras que se consideran «pre digeridas», porque los probióticos han facilitado la descomposición de los carbohidratos, favoreciendo así su digestión.

El líquido de los vegetales fermentados también está repleto de enzimas y nutrientes que ayudan al sistema digestivo a procesar los alimentos al tiempo que contribuyen a aliviar cualquier malestar estomacal.

Manos a la obra

Fermentar vegetales es muy sencillo. Lo único que se necesita es una selección de verduras crudas troceadas, agua y sal. Partiendo de esa base, se pueden añadir especias y hierbas aromáticas o cultivos iniciadores como el suero de leche, el cultivo madre del kéfir o el de los zumos de verduras fermentadas.

El suero de leche se obtiene colando yogur a través de una tela de muselina (ver el apartado dedicado a la limonada lactofermentada) y los cultivos iniciadores liofilizados se pueden adquirir en tiendas de productos naturales o a través de internet. Por lo general, 240 ml de suero de leche o un paquete de iniciador liofilizado (unos 5 g) por cada 3,5 / 4 litros de líquido será suficiente para la fermentación.

Variantes

Se pueden elaborar innumerables variantes de zumos de verduras fermentadas, lo que favorece la elección de los ingredientes en función de los gustos de cada uno o de unas necesidades dietéticas concretas. Los mejores resultados se obtienen con las verduras de alto contenido en almidón o en azúcar, ya que son las que más nutrientes aportan a las bacterias y a las levaduras.

Vegetales como el repollo, la remolacha, la zanahoria, el pepino, el calabacín, los rábanos, el jengibre, las cebollas, el ajo y la coliflor son buenas opciones para encurtir o elaborar zumos fermentados. Si queremos reforzar el sabor a nuestro propio gusto añadiremos un poco de sal marina, unos granos de pimienta negra o blanca, guindilla en polvo, eneldo fresco u otras hierbas aromáticas, mostaza molida…

Recordemos que los alimentos fermentados que se pueden adquirir en las tiendas son sabrosos, pero con menos nutrientes que las elaboradas de manera artesanal en casa, y carecen de cultivos activos, ya que los procedimientos estándar de la industria requieren la pasteurización de gran parte de los alimentos.

Al calentar las verduras fermentadas o los zumos de verdura, los lactobacilos mueren y las enzimas se disuelven, dando lugar a una bebida inerte desde el punto de vista probiótico. Se puede disfrutar del sabor del chucrut y de los pepinillos encurtidos que uno encuentra en el mercado, pero con pocos beneficios nutricionales. Y el líquido de estos alimentos tampoco proporciona la misma ayuda digestiva que la que resulta de la fermentación artesanal.

Los beneficios del zumo de verduras fermentadas para la salud

Es fácil comprender que haya personas con muchas ganas de beberse el líquido de los pepinillos o de añadir chucrut a un perrito caliente, ya que los alimentos fermentados y los zumos de verduras fermentadas son muy...

1. Beneficiosos para mantener un sistema digestivo saludable. Los zumos de verduras fermentadas son ricos en probióticos activos, levaduras y enzimas que favorecen el mantenimiento de una flora intestinal sana, ayudan a descomponer los alimentos y garantizar una absorción óptima de nutrientes.

2. Hidratantes. Los zumos de verduras fermentadas contienen electrolitos (potasio, magnesio, sodio, etc.) que calman la sed e hidratan mejor que el agua. A pesar de la popularidad de las bebidas deportivas, imagina los beneficios nutricionales derivados del consumo de un vaso de zumo de verdura fermentada en comparación con los de esas bebidas repletas de azúcar.

3. Ricos en vitaminas y minerales. Durante la fermentación, las vitaminas y

LA RECETA

JUGO PROBIÓTICO DE VERDURAS

INGREDIENTES SUGERIDOS:
(puedes elegir la combinación que más se adapte a tus gustos y necesidades nutricionales)

• ½ repollo, cortado en tiras

• 3 zanahorias, ralladas

• 1 cucharada de jengibre rallado

• 2 cucharaditas de sal marina

• agua mineral para dejar las verduras en remojo

Y también:

• un frasco de 2 litros

• una pieza de tela de muselina o un paño de cocina

• una goma elástica

• un cucharón de mango largo para remover

1. Añade el repollo, las zanahorias, el jengibre y la sal marina a un frasco de 2 litros.
2. Llénalo con agua de pozo o agua mineral.
3. Cubre la boca del frasco con una pieza de tela de muselina (o un paño de cocina) y asegúrala con la goma elástica para evitar que se cuelen insectos.

4. Deja el frasco en un lugar cálido y oscuro durante 4 o 6 días, removiendo bien el contenido dos veces al día. Observarás que en la superficie del líquido se forman burbujas y aparece una espuma grisácea.
Se trata de algo completamente normal (no significa que las verduras se hayan estropeado). Cuando el zumo esté listo desprenderá un aroma ácido y avinagrado (no a podrido) a levadura.
5. Cuela el zumo. Puedes beberlo inmediatamente o transferirlo a una botella con cierre hermético o a un frasco de conserva. Se mantiene en la nevera hasta 1 semana.

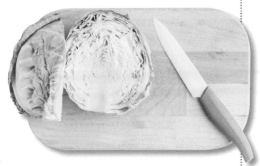

Nuestro consejo. Puedes elaborar una segunda tanda de zumo utilizando las mismas verduras, aunque el resultado no será tan intenso y tardará 6 días en fermentar. Las verduras fermentadas son deliciosas y muy saludables, por lo que también te las puedes comer.

los minerales de las verduras se infusionan en el líquido, dando lugar a un elixir muy nutritivo.

4. Sabrosos. Los zumos de verduras fermentadas poseen un sabor peculiar, pero ya verás como en poco tiempo te acabará apeteciendo disfrutar de su acidez.

5. Eficaces en caso de trastornos, dolencias e infecciones. Los nutrientes y los probióticos de los zumos de verduras crudas fermentadas son muy eficaces para el tratamiento de problemas digestivos relacionados con el sobrecrecimiento bacteriano (e incluso el infracrecimiento): estreñimiento, úlceras, candidiasis o infección vaginal por hongos…

Temperatura y tiempo

Cuanto más baja sea la temperatura de tu casa, más lento será el proceso fermentativo. En verano será más corto y por eso es tan importante vigilar la evolución de la bebida. El tiempo que se necesita para la fermentación disminuye si se añade un cultivo iniciador. Si no, será de unos cuatro días por lo menos. Según sea la intensidad deseada, se alargará más.

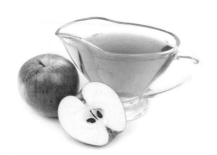

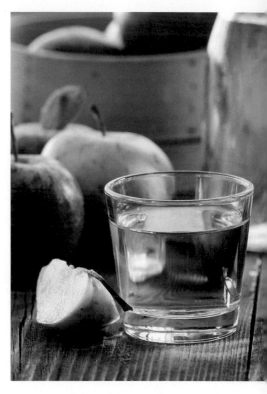

Vinagre de sidra

En caso de diabetes, verrugas, cáncer, halitosis, colesterol alto, gota, reflujo ácido, infecciones urinarias, para eliminar la caspa… El vinagre de sidra de manzana es uno de los recursos beneficiosos más antiguos para la salud y belleza que se conocen, y sin embargo, cayó en el olvido hasta hace poco. Parece increíble que apenas esté estudiado como probiótico desde el punto de vista científico, teniendo en cuenta que se puede utilizar en infinidad de casos, incluso en uso externo (cómo tónico facial, por ejemplo).

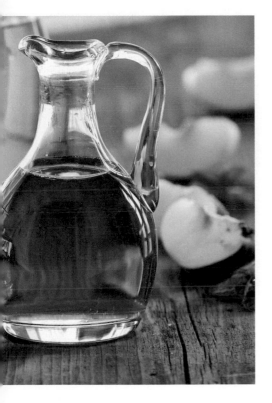

el torrente sanguíneo. Eso le da más tiempo al organismo para ir eliminando el azúcar de la sangre, impidiendo el aumento rápido y elevado de azúcar en sangre.

• **Perder peso.** Un efecto secundario del consumo de vinagre de sidra a largo plazo es una moderada pérdida de peso corporal. Dos cucharadas de vinagre diluidas en agua antes de las comidas principales ayuda a perder alrededor de 1 kg en cuatro semanas (hasta casi 4 kg en algunos casos, pero pueden recuperarse al final). Se cree que el vinagre de sidra de manzana puede activar ciertos genes implicados en la descomposición de las grasas.

En un estudio del Chiropractic College (Universidad de Nueva York), se probó con éxito una dieta específica como cura de adelgazamiento que incluía un smoothie verde con brotes germinados de alfalfa, hierba de trigo y vinagre de sidra de manzana.

• **Antiséptico y antifúngico.** El vinagre de sidra de manzana contiene un 5% de ácido acético y cantidades mucho más pequeñas de ácido málico, ácido láctico y diversos aminoácidos. Estos ácidos confieren al vinagre de sidra de manzana su propiedad antiséptica, lo que ayuda a impedir el crecimiento de bacterias no deseadas y levaduras en el tracto digestivo.

En un estudio de laboratorio, se probaron sus propiedades antifúngicas contra la levadura Candida spp., lo que representa una posible alterna-

Todo son ventajas

• **Mejora la digestión.** Tomar un poco de vinagre de sidra de manzana antes de cada comida puede aumentar la acidez del estómago y, por tanto, a mejorar la digestión y la absorción de nutrientes. Tomado con moderación ayuda a la microbiota intestinal.

• **Diabetes.** El vinagre de sidra retrasa reduce el nivel de glucosa en sangre y de insulina. Se cree que el vinagre de sidra de manzana puede desactivar algunas de las enzimas digestivas que descomponen los carbohidratos en azúcar, lo cual ralentiza la absorción del azúcar de los alimentos en

LA RECETA

VINAGRE DE MANZANA HECHO EN CASA

Preparación: 5 minutos
Tiempo total: 2-3 meses

INGREDIENTES:

• 3 manzanas enteras, pequeñas sin tallo.
• 3 cucharadas de azúcar integral de caña (ni miel ni azúcar blanco)
• agua mineral o mejor, filtrada, para cubrir

1. Lava y parte las manzanas en cuadrados medianos. Pon las manzanas en un tarro de vidrio con boca ancha (como los jarros que utilizamos para los batidos), previamente esterilizado y limpio. Es importante que el tarro sea de vidrio y que esté completamente limpio, porque cualquier bacteria en él podría echar a perder el proceso. Puedes hervir el tarro y dejarlo secando antes de utilizar.

2. Mezcla el azúcar con 1 taza de agua purificada (a temperatura ambiente) y ponla encima de las manzanas. Agrega más agua si es necesario para cubrir todas las manzanas.

3. Cubre el jarro con una toalla de papel o una tela de algodón y asegúralo con una liga. Esto mantendrá fuera los mosquitos, y permite que el líquido respire. No hay que sellar el tarro, la mezcla tiene que poder respirar.

4. Pon el tarro en un lugar oscuro y caliente por 2-3 semanas. Una despensa puede ser un lugar ideal. Recuerda que las burbujas marcan el inicio del proceso de fermentación.

5. Después de las 2-3 semanas, saca el líquido y fíltralo, retirando los pedazos de manzana. Cuida mantener la limpieza de todos los utensilios para que no haya contaminación y bacterias.

6. Devuelve el líquido al mismo tarro y cúbrelo nuevamente con una toalla de papel o tela.

7. Guarda el tarro en un lugar caliente y oscuro, y déjalo allí durante 4-6 semanas. Mueve el contenido con una cuchara de madera limpia cada 4-5 días.

Si notas que la mezcla no huele a vinagre y más bien tiene un olor fuerte o malo o un color verde o negro, puede ser que en algún momento se haya contaminado. En este ese caso hay que tirarlo y comenzar de nuevo.

8. Después de las 4 semanas notarás que el vinagre comienza a ponerse ácido y podrás comenzar a utilizarlo.

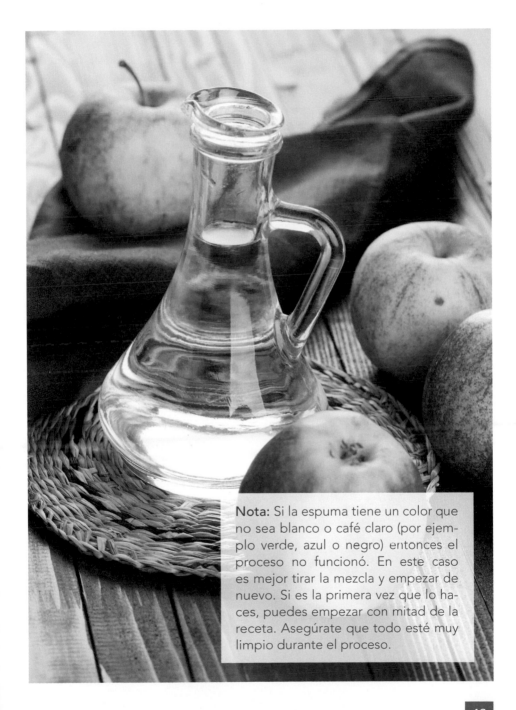

Nota: Si la espuma tiene un color que no sea blanco o café claro (por ejemplo verde, azul o negro) entonces el proceso no funcionó. En este caso es mejor tirar la mezcla y empezar de nuevo. Si es la primera vez que lo haces, puedes empezar con mitad de la receta. Asegúrate que todo esté muy limpio durante el proceso.

tiva terapéutica en caso de estomatitis protésica (inflamación crónica de la mucosa interna de la boca).

• **Antioxidante y anticolesterol.** Se conocen los efectos del vinagre de sidra de manzana en los triglicéridos. El efecto antioxidante protector de hígado y riñones contribuye a inhibir la peroxidación de los lípidos y aumentar el nivel de enzimas antioxidantes y absorción de vitaminas. Puede decirse que, en general, ayuda desintoxicar y reequilibrar el cuerpo.

Contenido y precauciones

• El vinagre de sidra de manzana contiene ácido acético, polifenoles, pectina y carotenoides con propiedades antibacterianas y prebióticos. El ácido acético, como en los otros tipos de vinagres, es el ingrediente principal de vinagre de sidra de manzana (su proporción varía según la forma de producirlo y la variedad de manzana utilizada, en general es algo más del 5%).

En mucha menor cantidad, el vinagre de manzana también contiene ácido málico (muy presente en las manzanas frescas), ácido cítrico y ácido láctico.

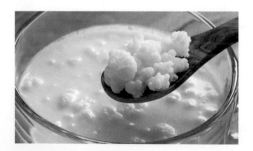

• No se debe tomar vinagre de sidra de manzana sin diluir. Lo ideal es diluirlo con agua (puede ser agua tibia). También con zumo de frutas, que prepararemos un instante antes de beberlo.

• El consumo abusivo de vinagre de sidra puede producir graves erosiones de los dientes, debido a su acidez. En algunas culturas del norte de África, el vinagre de sidra de consume para adelgazar. También lo consumen deportistas para controlar el peso y su abuso conlleva efectos secundarios indeseados.

• Es una bebida excelente para la salud, pero puede producir efectos diferentes según el tipo de persona, así que hemos de ser prudentes y probar primero una pequeña cantidad antes de usarlo.

Qué vinagre de sidra elegir

En el comercio puedes encontrarlo también como "vinagre de sidra" o "vinagre de manzana". El único recomendable es el orgánico (bio), no procesado y sin filtrar, es un líquido turbio y dorado-marrón, obtenido tras la fermentación del jugo obtenido con la pulpa de la manzana. La parte turbia (la "madre") que se ve a veces flotando o en el fondo de la botella indica que es de buena calidad.

Muchos vinagres de sidra de manzana comercial han sido pasteurizados, filtrados, refinados o destilados con el fin de hacer que el producto se vea transparente, y hacerlo más atractivo para el consumidor. Desafortunadamente ese procesamiento adicional destruye gran parte de sus propiedades beneficiosas.

Puesto que contiene al menos un 5% de acidez, una vez abierto el enva-se no necesita guardarse en el frigorífi-co y tiene una vida útil de unos 5 años.

Lo guardaremos simplemente bien tapado y protegido de la luz solar.

Como decimos, conviene utilizar un vinagre de manzana lo más natural posible, sin aditivos y con la "madre", porque así contendrá enzimas, minerales y probióticos en general (los vinagres convencionales carecen de "madre", debido al procesado. Por eso, podemos también prepararlo en casa, es más económico y fácil de hacer.

El vinagre de sidra en casa

Sustituiremos el vinagre de vino de uva por vinagre de sidra de manzana para aliñar una ensalada. Según el tamaño de la ensalada, con una o dos cucharaditas de postre es suficiente. Un buen aceite de oliva virgen extra y una cucharadita de vinagre de sidra de manzana son aliño excelente para una ensalada verde no se necesita añadir sal (un poco de gomasio, como mucho).

Como elemento que favorece el equilibrio ácido-base, algunos médicos familiarizados con el vinagre de sidra como terapia recomiendan diluir 1 o 2 cucharadas soperas en un gran vaso de agua, que iremos bebiendo poco a poco con las comidas, una o dos veces al día.

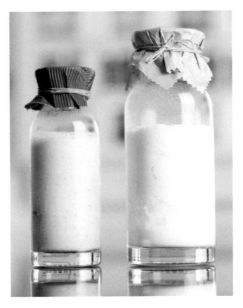

Kéfir

La palabra kéfir significa «sensación agradable» en turco. El kéfir es el resultado de la fermentación de los gránulos de kéfir de leche en leche de vaca, de cabra o de coco. El kéfir de leche es el tipo de kéfir más popular y que más se consume, y ahora ya se suele encontrar en la sección de lácteos de las tiendas herbodietéticas con producto fresco y en bastantes súper o hipermercados.

Su origen exacto es desconocido, pero se cree que proviene de la cordillera del Cáucaso, donde se fermentaba la leche de vaca con gránulos de kéfir dentro de zurrones hechos con piel de cabra.

Los gránulos de kéfir de leche son colonias de bacterias y levaduras que

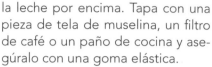

LA RECETA

CÓMO ELABORAR KÉFIR (CON GRÁNULOS DE KÉFIR)

INGREDIENTES:

• 2 cucharadas de gránulos de kéfir de leche

• 480 ml de leche

1. Si los gránulos de kéfir están deshidratados, lo primero que tienes que hacer es hidratarlos. Para ello, sigue las instrucciones del fabricante. El proceso será similar al del kéfir de leche.

2. Una vez que los gránulos de kéfir estén activos e hidratados, simplemente añádelos a un frasco y vierte la leche por encima. Tapa con una pieza de tela de muselina, un filtro de café o un paño de cocina y asegúralo con una goma elástica.

3. Deja que repose a temperatura ambiente: entre 21-25 °C es lo ideal. Si el lugar en el que reposa tiene una temperatura inferior, tardará más en fermentar. Si la temperatura es más alta, el proceso se acelerará.

4. Con un colador fino de plástico, separa los gránulos del kéfir y guarda este último en un frasco.

5. Refrigera el kéfir. Ahora puedes comenzar a elaborar otra tanda con los gránulos de kéfir de leche.

Nuestro consejo. Dos cucharadas de gránulos por cada 480 ml (2 tazas) de leche es lo ideal aunque en poco tiempo los gránulos de kéfir aumentarán de tamaño, por lo que con la misma cantidad obtendrás un mayor volumen de kéfir. Si no necesitas más, puedes regalar los gránulos, o tirar los sobrantes.

Si dejas reposar el kéfir más de 24 horas, se puede separar. Verás una sustancia turbia en el fondo del recipiente y grumos grandes en la superficie. Si el kéfir se ha separado no tires los gránulos, ya que se pueden reutilizar.

Aunque es apto para beber, no resulta tan agradable como cuando está cremoso.

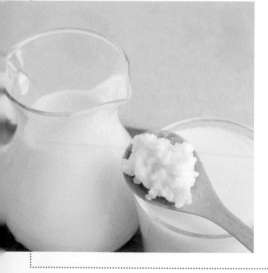

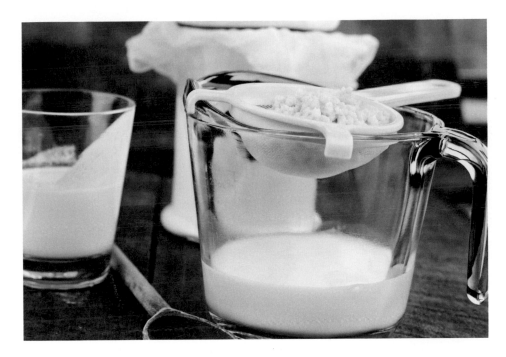

se unen y desarrollan con el aspecto de pequeños ramilletes de coliflor. Y cuando estos gránulos se fermentan con leche se obtiene una sustancia agria y densa similar al yogur.

El kéfir está repleto de vitaminas esenciales y probióticos. Es rico en vitaminas A, B1, B6 y D y en ácido fólico. También se ha demostrado que beber kéfir puede reparar daños estomacales e intestinales, por lo que es de gran ayuda para aquellos que padezcan problemas digestivos o algunas dolencias, como la enfermedad de Crohn, celiaquía, candidiasis o síndrome del intestino irritable.

Las personas intolerantes a la lactosa pueden tomar kéfir, ya que una de las consecuencias del proceso de fermentación es la presencia de lactasa, una enzima que favorece la digestión de la leche en los seres humanos.

El kéfir se suele tomar en forma de bebida, pero también se puede utilizar para elaborar smoothies, los clásicos batidos de frutas.

Kéfir en casa

El kéfir tiende a ser más bien caro, así que elaborarlo en casa es más rentable, y siempre más sano y sostenible. Puede hacerse con el cultivo iniciador liofilizado, pero la más auténtica se hace con gránulos de kéfir de leche. En la revista *Integral* venimos recomendándolo desde 1979, favoreciendo además el intercambio de nódulos con los amigos.

También disponemos del kéfir de agua (kéfir carbonatado), como veremos. El kéfir de agua y el kéfir de leche son similares y ambos son bebidas probióticas, pero los gránulos de kéfir de agua no se pueden utilizar para elaborar kéfir de leche, de igual manera que no se pueden usar gránulos de kéfir de leche para elaborar kéfir de agua.

Como ocurre con el yogur artesanal, puedes comprar kéfir natural para utilizarlo como base de tu kéfir casero. Lo más habitual es usar gránulos de kéfir o kéfir liofilizado.

Si utilizas leche de vaca, no importa su contenido en grasa, aunque la leche entera da como resultado un kéfir más denso, cremoso, intenso y dulce. Si usas leche de coco, también te recomiendo que sea entera.

Para añadir sabor al kéfir casero puedes utilizar fruta fresca madura o endulzantes. Si te decides por la fruta de temporada y edulcorantes naturales, obtendrás una bebida muy saludable con un sabor que no hallarás en el kéfir comercial.

• **Kéfir con leche de coco.** También podemos elaborar kéfir utilizando leche de coco con gránulos de kéfir de leche. Aunque el proceso es el mismo que si se utiliza leche de vaca, es necesario devolver los gránulos de kéfir a la leche de vaca periódicamente para que se mantengan vivos y sanos. Seguiremos las mismas instrucciones de la receta, pero utilizando leche de coco en lugar de leche de vaca.

Kéfir de agua

El kéfir de agua –diferente del kéfir de leche– se fermenta utilizando gránulos de kéfir de agua, que son colonias de levaduras y bacterias algo traslúcidas, con forma de ramilletes de coliflor en miniatura, todo parecido al kéfir de leche. Los gránulos del kéfir de agua únicamente necesitan agua y azúcar para fermentar.

Para la salud: beneficios del kéfir de agua y del kéfir carbonatado
Tomar esta bebida no láctea es una manera sobresaliente de tomar probióticos, mantenerse hidratado y desintoxicar el organismo.

Además de su alto contenido en probióticos, tanto el kéfir de agua como el kéfir carbonatado son bebidas muy hidratantes, ideales para sustituir las bebidas deportivas a la hora de reponer electrolitos tras la práctica de ejercicio, ya que contienen enzimas y minerales.

El kéfir de agua disminuye la inflamación y, por lo tanto, alivia cualquier malestar digestivo. También calma la irritación de la piel y reduce los eccemas y el acné. Además, beber kéfir de agua favorece la desintoxicación hepática.

• **Segunda fermentación.** También el kéfir de agua puede someterse a una fermentación secundaria, tras la cual se obtiene una bebida efervescente: el kéfir carbonatado o con gas.

Una vez completada la primera fase de fermentación, puedes poner fin al proceso y disfrutar del kéfir de agua, pero añadirle sabor y someterlo a una segunda fermentación es divertido y aporta a esta bebida burbujeante una intensidad especial.

• **Los gránulos.** Si no conoces a nadie que elabore kéfir de agua, necesitarás comprar gránulos de kéfir deshidratados. Puedes encontrar bastantes proveedores de confianza en internet. Para que la fermentación sea efectiva, tendrás que rehidratar y activar los gránulos de kéfir. Este proceso requiere un poco de tiempo (de 1 a 3 semanas), pero una vez activos, los gránulos se pueden utilizar repetidamente para elaborar refrescos probióticos.

Activar los gránulos de kéfir deshidratados puede tardar de 2 a 3 semanas; una vez que están activos, el proceso de fermentación transcurre con relativa rapidez.

Fermentación secundaria

Una vez que el kéfir de agua ha completado el primer proceso fermentativo, puedes consumirlo o añadirle más ingredientes para someterlo a una fermentación secundaria.

Esta segunda fase convertirá el kéfir de agua en kéfir carbonatado siempre que se agregue azúcar (en forma de fruta, zumo de fruta o azúcar integral de caña) o pulpa de fruta, elementos que provocarán la aparición de burbujas.

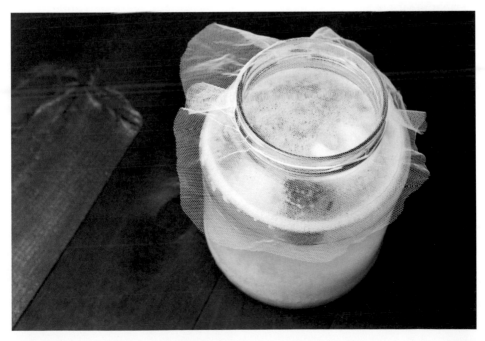

La fermentación secundaria tarda 2 o 3 días, tras los que se obtiene una deliciosa bebida efervescente.

Debido a la presión, es aconsejable proceder con cuidado a la hora de abrir las botellas después de la fermentación secundaria. Sobre todo si se trata de botellas con cierre de estribo, ya que son tan herméticas que contienen la presión con gran eficacia.

Cuando vayas a abrir una botella de kéfir carbonatado, nunca apuntes a tu cara ni a la de nadie. Tampoco permitas que ningún niño la abra.

Añadir sabor al kéfir de agua y convertirlo en kéfir carbonatado

El kéfir de agua sabe mejor cuando se le añade sabor. Sin los ingredientes adicionales, su sabor es ligeramente dulce y alimonado con un toque de levadura.

Si le agregas zumos de frutas o frutas enteras, hierbas aromáticas o diferentes tipos de tés, le aportarás una gama más amplia de sabores. Si te gustan las bebidas azucaradas, asegúrate de añadir una pequeña cantidad extra de zumo o fruta antes de cerrar las botellas para someterlas a la fermentación secundaria.

De esta forma, los probióticos dispondrán de alimento suficiente para llevar a cabo dicha fermentación y dejarán un residuo dulce para tu disfrute.

La manera más sencilla de añadir sabor al kéfir de agua es mezclarlo con zumos de frutas cien por cien naturales antes de embotellarlo para someterlo a una segunda fermentación.

La cantidad ideal para conseguir un buen sabor y muchas burbujas es 240 ml (1 taza) de zumo por cada 960 ml (4 tazas) de kéfir de agua. Se considera que en la fermentación secundaria los probióticos prefieren la fructosa antes que la sacarosa. El kéfir de agua se convertirá en kéfir carbonatado, pero recuerda que el resultado más efervescente se obtiene añadiendo fruta o zumo de fruta natural antes de llevar a cabo la segunda fermentación.

Algunas precauciones

Los gránulos de kéfir reaccionan de manera adversa a los metales. Por esta razón, evita que cualquier utensilio de metal entre en contacto con el kéfir de agua o con los gránulos. Cuando cueles el agua para separar los gránulos, utiliza siempre un colador fino de plástico, que puedes adquirir en cualquier tienda de menaje o por internet.

Fermenta el kéfir de agua en una jarra o recipiente de cristal. El cristal es fácil de desinfectar y no atrapa las bacterias, los productos químicos o el bisfenol A (BPA). Lo fundamental es evitar que la bebida probiótica se contamine, y la manera más efectiva de conseguirlo es fermentándola en cristal.

Si en algún momento percibes un olor rancio, parecido al de la leche en mal estado, quiere decir que el kéfir se ha estropeado y, desafortu-

LA RECETA

ELABORAR KÉFIR DE AGUA

1. Disuelve 100 g de azúcar en 2 ½ litros de agua caliente.

2. Deja que la mezcla se temple a temperatura ambiente. Después, transfiérela a un recipiente grande de cristal y añade los gránulos de kéfir activados.

3. Tapa el recipiente con una pieza de tela de muselina (o un paño de cocina) y asegúrala con una goma elástica.

4. Deja que los gránulos reposen en el líquido durante 2 o 3 días a temperatura ambiente. En caso de que tu casa sea fría, puede que necesites alargar el tiempo de fermentación hasta 4 días, pero nunca más de 5, o los granos morirán por inanición. Observarás pequeñas burbujas ascender desde el fondo del recipiente hacia la superficie, donde se acabará formando algo de espuma o unas burbujas más grandes. El líquido desprenderá un olor alimonado a levaduras, señal de que el kéfir de agua está listo.

5. Cuela el líquido y deposítalo en una jarra o en botellas para añadirle sabor o beberlo directamente.

6. Una vez embotellada tu primera tanda de kéfir de agua puedes comenzar a elaborar una segunda utilizando los mismos gránulos activos. Podrás utilizarlos todas las veces que quieras, siempre que cuides de ellos y los mantengas en condiciones óptimas.

nadamente, tendrás que desecharlo y comenzar desde cero con gránulos nuevos.

Fermentación y limpieza

Durante los primeros 1 o 2 días de fermentación, el líquido no desprenderá un olor demasiado intenso, pero el tercer o el cuarto día notarás un aroma alimonado y a levadura. Dicho olor no ha de resultar repulsivo al olfato.

Como ocurre con la mayor parte de las bebidas probióticas, el kéfir de agua prefiere fermentar a temperatura ambiente, es decir, a 18-23°C.

El recipiente que contenga el kéfir de agua durante el proceso de fermentación nunca debería estar caliente al tacto, porque entonces habría riesgo de matar los probióticos.

Igual que en el caso de la levadura del pan (o cualquier otro cultivo vivo), es posible matar el cultivo del kéfir de agua si la solución de agua azucarada contiene una cantidad excesiva de azúcar. Puede que tu intención sea ofrecer a los gránulos un impulso adicional, pero añadir una cantidad de azúcar mayor a la recomendada en las recetas puede causar la muerte de

LA RECETA

PARA AÑADIR SABOR AL KÉFIR DE AGUA O ELABORAR KÉFIR CARBONATADO

1. Prepara una receta (verlas en pág. 102) o añade el zumo de fruta que más te guste al kéfir de agua, siempre que sea cien por cien natural. Lo ideal es 240 ml (1 taza) de zumo por cada 960 ml (4 tazas) de kéfir de agua.
2. Envasa el líquido en botellas con cierre hermético.

3. Deja reposar las botellas a temperatura ambiente durante 2 o 3 días para que se produzca la fermentación secundaria.
4. Después, refrigéralas en la nevera para ralentizar dicha fermentación. Eso no significa que el proceso fermentativo se vaya a detener por completo; la bebida continuará fermentando, pero a un ritmo menor.
5. Para obtener mejores resultados, espera 24 horas antes de beber el kéfir carbonatado. Cuanto más tiempo esperes, más burbujas tendrá.

los gránulos de kéfir de agua o de los probióticos presentes en la bebida.

A pesar de que es aconsejable mantener el kéfir de agua en un ambiente limpio, no es necesario desinfectar el recipiente entre fermentación y fermentación (lo mismo se aplica en el caso de la kombucha y el jun). Esto es así porque, siempre y cuando el cultivo esté sano, serán los probióticos lo que se encarguen de evitar la proliferación de bacterias malas.

A pesar de todo, sí que es recomendable limpiarlo cada pocas tandas para una mayor tranquilidad, ya que verás cómo se forma una fina película viscosa en los bordes. Esto es normal, pero, por motivos sanitarios, es aconsejable lavarlo bien con agua caliente y jabón de vez en cuando.

Los utensilios
Para elaborar kéfir de agua necesitaremos:
- Un frasco grande de cristal (no es imprescindible que tenga tapa)
- Una pieza de tela de muselina o un paño de cocina
- Una goma elástica
- Un colador fino de plástico (preferiblemente uno pequeño, del tamaño de la boca de un vaso)
- Gránulos de kéfir de agua deshidratados (o hidratados)

Activar los granos de kéfir deshidratados
- Disolvemos 65 g de azúcar en 1 litro de agua. Espera a que la mezcla se temple hasta alcanzar la temperatura ambiente. Cualquier temperatura por

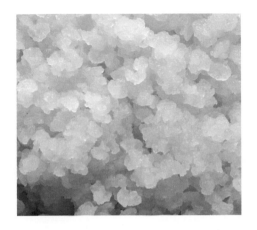

El proceso de activación de los gránulos puede tardar varias semanas, tres por ejemplo. Por eso hay que ir cambiando el agua azucarada de los gránulos una y otra vez para mantenerlos bien alimentados y sanos. Enseguida veremos que vale la pena una vez que los gránulos estén activos y puedas preparar las recetas.

encima de la temperatura ambiente puede matar el cultivo de bacterias y levaduras.

• Vierte el agua azucarada en un frasco de cristal junto con los gránulos de kéfir de agua deshidratados. Cubre la boca del frasco con una tela de muselina (o un paño de cocina) y asegúrala con una goma elástica para impedir que entren insectos. Deja el recipiente en un lugar tranquilo (sobre la encimera de la cocina o dentro de la despensa).

• Permite que repose durante 2 o 3 días; en cualquier caso, no más de 5 días.

• Separa los gránulos de la solución de agua azucarada con un colador de plástico. Desecha el líquido.

• Repite la operación varias veces, hasta que los gránulos de kéfir se hayan «activado». Sabrás que los gránulos de kéfir están activos cuando se formen burbujas en la superficie del agua en la que reposan y percibas un olor a levadura con un toque alimonado.

Nunca debe ser un olor nauseabundo similar al de la leche estropeada. Si esto ocurre, deshazte tanto del kéfir de agua como de los gránulos y comienza de cero con gránulos nuevos.

Yogur

El yogur no es propiamente una bebida, pero se adapta bien a las recetas que presentamos con otros ingredientes para elaborar smoothies o lassi.

Se trata de la leche fermentada, que resulta del proceso por el que las bacterias consumen la lactosa de la leche y la convierten en ácido láctico. El ácido láctico reacciona con la proteína de la leche y eso hace que espese, dando lugar a una sustancia cremosa, dulce y agria.

Se pueden elaborar también yogures no lácteos a base de leche de soja, coco o almendras, pero tradicionalmente el yogur se obtiene de la leche de vaca.

No se conoce el origen exacto del yogur, aunque se menciona en antiguos textos turcos e indios. Cada cultura muestra unas preferencias de en cuanto al sabor, qué tipo de leche utilizar o cuál debería ser su densidad. Y en algunas se utiliza en otras recetas y elaboraciones, tanto dulces como saladas.

Los beneficios del yogur para la salud

Al igual que ocurre con las demás bebidas probióticas, la lista de beneficios del yogur para la salud es interminable. Los probióticos presentes en él te ayudarán a equilibrar la flora intestinal, lo que favorece la regularidad del sistema digestivo, aliviando tanto el estreñimiento como la diarrea y facilitando el paso de los alimentos por el tracto gastrointestinal.

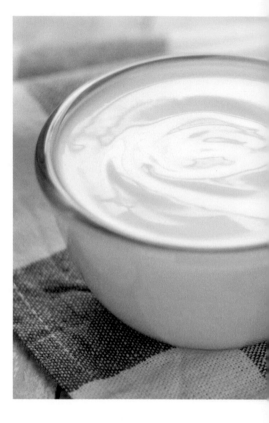

El yogur también ayuda a prevenir el cáncer de colon y atenúa los síntomas del síndrome del intestino irritable. Las mujeres que padecen candidiasis suelen ser más propensas a sufrir infecciones vaginales por hongos, y en este caso tomar yogur de manera habitual puede ayudar a prevenir dichas infecciones.

El yogur contiene bastante proteína (12 g por cada 200 g), magnesio, zinc, potasio, calcio, riboflavina y vitaminas B6 y B12.

Tomar yogur con fruta, frutos secos o cereales tipo granola, miel o sirope de arce en el desayuno o como tentempié es una opción saludable y deliciosa.

Si consumes yogur industrial, ten cuidado con las marcas que eliges. No todos los yogures contienen cultivos vivos y activos (lo que significa que los beneficiosos probióticos no están presentes), así que asegúrate de leer bien las etiquetas antes de comprarlos para averiguar si los contienen. Además, algunos fabricantes añaden más azúcar de caña, estabilizantes y conservantes que otros. Si elaboras el yogur de forma artesanal en tu propio hogar obtendrás un alimento vivo,

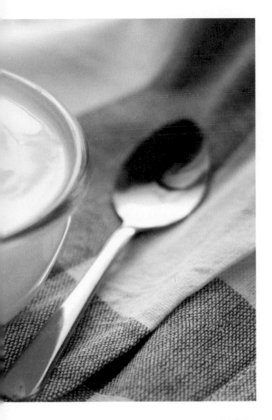

productos lácteos. Gracias a que los probióticos presentes en los lácteos han consumido una parte de la lactosa dando lugar a la aparición de lactasa, muchos intolerantes a la lactosa pueden disfrutar del yogur sin sufrir reacciones adversas.

El ácido láctico

Todos los fermentados de la leche contienen en mayor o menor medida el ácido láctico, que se divide químicamente en dos tipos, el ácido láctico dextrógiro (L+) y el ácido láctico levógiro (L-). Mientras que el sistema hepático metaboliza fácilmente el ácido láctico L+, ante el ácido láctico L- no posee ninguna enzima eficaz.

Por ello el organismo sólo puede liberarse de los excedentes de este ácido muy lentamente. Su acumulación puede llevar a una acidificación de la sangre perjudicial para la salud. Por esta razón la industria tiende ya a emplear bacterias de fermentación que produzcan en mayor cantidad el modelo positivo de ácido láctico (el yogur elaborado con la bacteria *Streptococcus thermophilus*, por ejemplo, produce en un 95% ácido láctico tipo L+). El 50% del ácido láctico del yogur de las tiendas es levógiro (no encaja en nuestro sistema enzimático y no es asmilable); esto explica la insuficiencia renal de muchos niños que toman 4 yogures al día.

La cuestión que se presenta es que con cada día que transcurre desde que se elabora un yogur aumenta el

rico en probióticos, al que le puedes añadir sabores diferentes de acuerdo con tus gustos y tus necesidades nutricionales.

Lactosa / Lactasa

El yogur es además más fácil de digerir que la leche: uno de los resultados del proceso de fermentación es la aparición de lactasa, la enzima responsable de descomponer la lactosa, que es el azúcar de la leche. Las personas intolerantes a la lactosa presentan bajos niveles de lactasa, por eso les resulta tan difícil asimilar los

VAMOS A ELABORAR YOGUR EN CASA

Los recipientes. Es muy importante esterilizar los recipientes que vayas a utilizar para conservar el yogur; de esa forma evitarás la presencia de bacterias nocivas antes de añadir la base. El yogur fermenta a una temperatura óptima para el desarrollo de todo tipo de bacterias, tanto buenas como malas. Por lo tanto, debido a que mediante el proceso de fermentación estás habilitando un entorno ideal para la proliferación de microorganismos, conviene asegurarnos de que los únicos que lleguen a desarrollarse sean los probióticos.

Puedes lavar a mano con agua y jabón los frascos de conserva o recipientes que vayas a utilizar o puedes llenarlos de agua hirviendo y dejar que reposen durante varios minutos. Otra opción es desinfectarlos:

1. Coloca los frascos de conserva boca arriba junto a las tapas en una olla grande y llénala de agua.

2. Tapa la cazuela y lleva a ebullición. Hierve los recipientes durante 10 minutos.

3. Retira la cazuela del fuego y déjala cubierta, con los recipientes dentro, hasta que vayas a utilizarlos.

La ventaja de utilizar frascos de conserva es que el yogur te durará hasta 4 semanas si los cierras bien. En cualquier caso, puedes usar los recipientes de cristal que más te gusten, siempre y cuando se puedan cerrar bien. Sin embargo, en este caso, los frascos de conserva con capacidad para 1-2 litros parecen ser los más adecuados

---

contenido en ácido láctico L- en detrimento del ácido láctico L+. Por esta razón es fundamental consumir los fermentados lo más frescos posible. ¡No es sólo una cuestión de paladar!

Aditivos

El problema de los aditivos en los fermentados únicamente reviste gravedad en aquellos yogures que han sido mezclados con frutas, jaleas o compotas para hacer más agradable su sabor.

Por ejemplo, los yogures comerciales con sabor a frutas, que aparte del añadido de azúcar blanco industrial, suelen contener colorantes como el E-127 (eritrosina) que se emplea para acentuar el rojo. Este colorante se ha mostrado en experimentación animal como productor de alergias y alterador de la función tiroidea; también el colorante E-120 (cochinilla), sospechoso de producir hiperactividad infantil, aparece a menudo en estos yogures; mientras que en productos como las natillas se emplea un colorante azoico como el E-102 (tartrazina), que también es alergénico.

La grasa y el yogur denso

El yogur se puede elaborar fácilmente utilizando leche desnatada, semidesnatada o entera. Cuanto mayor sea el contenido en grasa, más denso y cremoso será el resultado, pero si cuelas el yogur elaborado a base de leche desnatada o semidesnatada a través de una tela de muselina obtendrás un yogur más denso, como el yogur griego.

Mucha gente cree, de manera equivocada, que cuanto más bajo es el contenido en grasa de los alimentos, más sanos son, pero no siempre es así. Las grasas saludables (como la proteína procedente de animales alimentados con pastos naturales o las grasas omega-3) ayudan al aparato digestivo a procesar la comida; una dieta sin grasas causa problemas gástricos y provoca una absorción inadecuada de nutrientes.

En el caso de la leche, eliminar la grasa también supone la desaparición de vitaminas y nutrientes. Por eso existen en el mercado leches con vitaminas añadidas. La leche entera tiene mayor contenido calórico que la desnatada, pero su grasa (y las grasas en general) ralentiza la liberación del azúcar en la sangre, lo que a su vez reduce la capacidad del cuerpo de almacenar grasas.

La grasa afecta al resultado final del yogur casero. Uno de los éxitos del yogur griego, además del sabor,

es que se puede elaborar tanto con leche entera como con leche desnatada o semidesnatada.

Lo ideal es utilizar un yogur con textura densa a la hora de elaborar las recetas que incluimos, ya que el resultado es mucho mejor que si usas un yogur más licuado. Con todo, el yogur de leche entera y el yogur griego son muy densos, y pueden necesitar una pequeña cantidad extra de endulzante. Son la mejor base para añadir ingredientes adicionales que puedan contener líquido, ya que eso no alterará su textura cremosa.

Si en las recetas utilizas un yogur casero bajo en grasa (al que no se le ha eliminado el suero para convertirlo en yogur griego), lo más probable es que el resultado sea acuoso. Su sabor será muy bueno, pero la textura será menos compacta. El yogur griego se erige como la opción ideal para los yogures de sabores, ya que se le elimina el suero (la parte líquida).

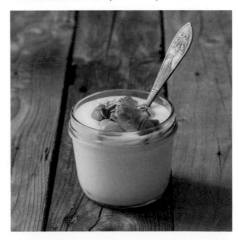

LA RECETA

YOGUR CASERO

INGREDIENTES:

• 2 litros de leche
(entera, desnatada o semidesnatada)

• 65 g de yogur natural entero
(o yogur griego)

1. Calienta la leche en una cazuela grande a fuego medio-alto y remueve de vez en cuando. Así eliminaremos las bacterias nocivas que pudiera contener la leche, así como desnaturalizar sus proteínas, con lo que la textura del yogur sea cremosa (sin este paso quedarían grumos).
2. Al calentar la leche se formará espuma y aparecerán burbujas; es el momento de remover de manera continua. Mide la temperatura de la leche; hay que calentarla a 82-85 °C y mantenerla a esta temperatura durante un par de minutos (baja el fuego a medida que la leche se vaya acercando a la temperatura óptima). Hay que evitar que la leche hierva.
3. Retira la cazuela del fuego y deja que la leche se enfríe hasta alcanzar una temperatura de 46-48 °C, que es el rango óptimo de temperatura para la fermentación de los cultivos. Durante el proceso de enfriado se formará una película blanca en la superficie, que puedes retirar con un tenedor o una cuchara o separar con un colador (eliminarla te garantizará una textura más uniforme).
4. Una vez que la leche ha llegado a la temperatura deseada, añade el yogur a un cuenco junto con una pequeña cantidad de la leche templa-

Endulzar

Tenemos hoy en día multitud de opciones edulcorantes para añadir sabor al yogur casero. En caso de preferir alimentos poco procesados y con un índice glucémico bajo, existen muchos endulzantes naturales al igual que el azúcar de caña. Entre los endulzantes naturales favoritos encontraremos el sirope de agave, de arce, de savia, de manzana o de cereales; la miel cruda; el puré de dátiles troceados, el azúcar de coco e incluso la estevia. Con una combinación tan sencilla como sirope de arce o fruta con yogur natural se obtiene un tentempié delicioso y muy sano. Va bien disolver los endulzantes antes de añadirlos al yogur.

Conservación del yogur casero

Si está bien guardado en un recipiente desinfectado y bien cerrado, el yogur natural casero puede durar hasta un mes. Una vez que le has añadido ingredientes para proporcionarle sabor, lo ideal es consumirlo antes de que transcurra una semana..

da; unos 240 ml o 480 ml (1 o 2 tazas) es lo ideal. Remueve bien. Incorpora la mezcla a la cazuela con el resto de la leche y sigue removiendo.

Recordemos que, si el yogur que añades es industrial, de los que venden en las tiendas, hay que asegurarse de que contiene cultivos activos.

5. Transfiere el resultado a dos recipientes de 1 litro cada uno o a uno de 2 litros. Si se forman burbujas en la superficie (probablemente ocurrirá), retíralas con una cuchara antes de cerrar los recipientes para que el yogur tenga una textura más cremosa. En lugar de utilizar las tapas de los recipientes, puedes cubrirlos con una pieza de tela de muselina asegurada con una goma elástica. Ambos métodos funcionan a la perfección.

6. Introduce los recipientes en una cazuela con agua caliente que oscile entre 48-51 °C. Tapa la cazuela. Si tu casa es fría, envuelve la cazuela con una mantita o una toalla y añade más agua caliente a medida que se vaya enfriando la que hay dentro. Deja que el yogur repose entre 5 y 8 horas en un lugar cálido y oscuro. Cuanto más tiempo repose, más denso y ácido será.

7. Estará listo para su consumo cuando tenga una textura espesa y huela a yogur. Al refrigerarlo se asentará y se volverá un poco más denso, así que asegúrate de guardarlo en el frigorífico antes de consumirlo.

Notas del chef. De la leche entera se obtiene un yogur mucho más denso y cremoso, mientras que los otros dos tipos de leche producen un yogur más aguado.

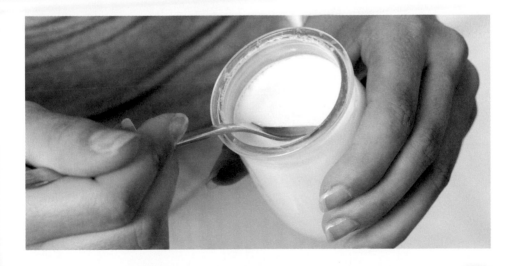

Kombucha

La kombucha es una bebida probiótica con efervescencia natural que se elabora a partir de un organismo vivo, el "SCOBY" (*Symbiotic Culture of Bacteria and Yeast*), es decir, cultivo simbiótico de bacterias y levaduras. A este organismo también se le suele llamar hongo o madre. Crece, se multiplica, fermenta y se nutre de té y azúcar.

Es originaria del noreste de China y de allí, con el paso de los siglos, llegó a Rusia, más tarde a Alemania y de ahí al resto de Europa y del mundo.

Los probióticos y las levaduras consumen el azúcar durante el proceso de fermentación, dando lugar una bebida de sabor ácido, rica en probióticos y ligeramente alcohólica.

Ácido acético y ácido láctico

La kombucha contiene ácido acético, un antibiótico natural suave. Debido a su presencia, las bacterias nocivas no pueden desarrollarse en el cultivo, ya que no se dan las condiciones ideales para su supervivencia o para su reproducción, aunque esas mismas condiciones sí favorecen el desarrollo de las bacterias beneficiosas. La kombucha también contiene ácido láctico y es rica en diferentes tipos de vitamina B, ácido fólico y antioxidantes.

Se ha comprobado que la kombucha favorece la digestión, aumenta la energía, regula la sensación de hambre y equilibra el pH en el tracto digestivo. Con todo, todavía existe un notable debate sobre si de verdad existen suficientes pruebas científicas que certifiquen estas propiedades beneficiosas.

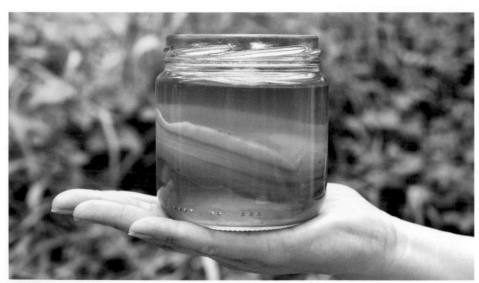

MANTENER SANO EL SCOBY SIGNIFICA...

1. Alimentarlo con una mezcla de té y azúcar; el té negro cien por cien puro es el más adecuado, pero también podemos utilizar té verde cien por cien puro. Los tés sofisticados suelen contener pieles y otros ingredientes que no son buenos conductores para elaborar kombucha.

2. Mantenerlo apartado de la luz solar; lo ideal para fermentar kombucha o jun es dejarlos sobre un estante dentro de un armario cerrado durante el proceso.

3. Taparlo, pero permitiendo que las bacterias respiren; para ello, utilizaremos un paño de cocina o una tela de muselina, fijados con una goma elástica.

4. Lo más adecuado es mantener el cultivo a una temperatura óptima, entre 23 y 29 °C.

5. El scoby ha de estar húmedo, lo cual se consigue gracias al líquido iniciador. La cantidad recomendada es de 5 cm de líquido iniciador por cada 2,5 cm de scoby.

En cualquier caso, lo que es seguro es que su sabor es estupendo y que casi todos los que la prueban confirman sentirse mejor y tener una mayor regularidad digestiva.

En casa

Si alguna vez has comprado kombucha o cualquier otro tipo de bebida probiótica, ya sabes que no son baratas. Si se consume kombucha cada día seguro que tarde o temprano sentiréis curiosidad para saber cómo se hace. Con una pequeña inversión inicial, es fácil a producirla en casa y con el tiempo puede convertirse incluso en algo muy rentable.

Al principio la elaboración de kombucha puede parecer complicada, pero en realidad es sencilla de hacer, a pesar de la larga lista de instrucciones (que conviene seguir al pie de la letra). Lo más importante a tener en cuenta es la seguridad, como en todos los procesos de fermentación: se trata de organismos ¡vivos!

Cómo empezar

Para elaborar kombucha necesitas varios utensilios de cocina más el scoby en líquido iniciador. El líquido iniciador es simplemente kombucha artesanal sin sabor añadido. Ahora es ya bastante fácil de encontrar un buen scoby en internet; podemos elegirlo teniendo en cuenta las opiniones que aparecen, ya que unos fabricantes ofrecen productos de mayor calidad que otros. Si decides comprar el scoby por internet, comienza a elaborar la kombucha en cuanto lo recibas, porque las bacterias estarán un poco alteradas después del viaje y es importante alimentarlas en un entorno saludable lo antes posible.

Regalar un scoby

Con cada nueva tanda de kombucha que elabores, obtendrás un nuevo scoby. Aunque no ocurre nada si le permites seguir creciendo, se considera que estará más sano con un grosor máximo de unos 7,5 cm. Puedes separar capas y dárselas a familiares o amigos.

Para hacerlo, añade líquido iniciador (es decir, kombucha) y un scoby a una bolsa de plástico. Séllala bien y asegúrate de que la lámina de scoby está en posición totalmente horizontal y plana y de que no le da directamente la luz del sol mientras la transportas.

Debido a que las bacterias se pueden alterar durante el viaje, es fundamental sacar el scoby de la bolsa lo antes posible para que pueda respirar. Advierte a la persona a la que se lo des que ha de comenzar a elaborar la kombucha con prontitud.

Alimentar los probióticos

Como ocurre en cualquier proceso de fermentación, los probióticos activos y las levaduras necesitan alimento. En el caso de la kombucha, lo ideal es nutrirla con té y azúcar. Cada vez que elabores kombucha se generará un nuevo scoby que crecerá hasta alcanzar la anchura del recipiente que lo contiene. Por ejemplo, cuando hayas elaborado

kombucha cinco veces, tendrás cinco capas de scoby. Cada nueva fermentación provocará el desarrollo de una nueva capa de scoby que no necesitas desechar hasta que el conjunto no alcance un grosor de 7,5 cm.

La temperatura de fermentación

Además de té y azúcar, la kombucha requiere una temperatura óptima para prosperar. Lo ideal es mantenerla entre 23 y 29 °C. Aunque no suele ocurrir nada si se conserva a temperaturas que estén fuera de dicho rango mientras fermenta, notarás diferencia en su intensidad si el proceso se lleva a cabo a temperaturas inferiores a 21 °C o superiores a 32 °C. La fermentación a bajas temperaturas requiere más tiempo, mientras que una temperatura alta acelerará el proceso, aunque si es demasiado elevada, puede llegar a matar los probióticos.

La parte divertida de la elaboración artesanal de kombucha es añadirle sabores. A pesar de que puedes beberla una vez concluida la primera fermentación, para que la disfrutes como se merece, lo ideal es someterla a una fermentación secundaria.

Encontraréis algunas recetas para obtener una kombucha dulce y burbujeante que puedes tomar durante todo el año. Recuerda que el sabor se le añadirá después de la primera fermentación, ya que si agregas antes algo que no sea té puro y azúcar puedes alterar la estructura y la salud de los probióticos.

La fermentación secundaria de la kombucha

La fermentación secundaria supone fermentar de nuevo una bebida que ya ha sido fermentada previamente, claro está. Una vez que las bacterias y las levaduras han consumido el azúcar y el té que tenían disponible, están listos para recibir más. Aquí es donde comienza la fermentación secundaria.

Inmediatamente después de la primera fermentación (antes de refrigerar la kombucha), puedes añadir una cantidad adicional de té y agua para que dé comienzo la fermentación secundaria. También puedes incorporar diferentes tipos de fruta, hierbas aromáticas y flores comestibles y obtener así el sabor que más te guste.

Una vez añadidos los ingredientes extra, se procede a embotellar la kombucha, que después se dejará reposar en un lugar oscuro a temperatura ambiente durante dos o tres días, donde continuará el proceso de fermentación.

Como las botellas están selladas, aumentará la presión, lo que hará que la bebida se vuelva efervescente (carbonatada de forma natural).

Igual que ocurre durante la primera fermentación, cuanto más azúcar añadas, más tiempo necesitarán los probióticos para procesarlo. Si quieres obtener una kombucha dulce, puedes agregar más azúcar (azúcar de caña o fruta) del necesario o simplemente reducir el tiempo de la segunda fermentación a uno o dos días en lugar de·dos o tres. El proceso se ralentiza cuando refrigeras la kombucha, pero no se detiene por completo.

¿Alergias o desintoxicación del organismo?

No está claro si una persona es alérgica a la kombucha. Como suele ocurrir cuando se lleva a cabo un programa de depuración por medio de zumos, algunas personas también pasan por un proceso de desintoxicación después de beber kombucha.

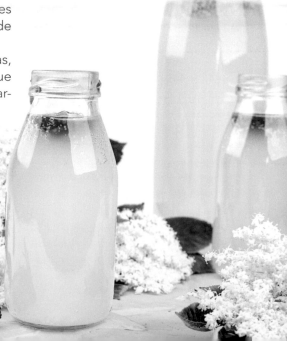

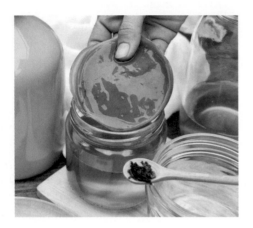

Esto se puede percibir como una reacción alérgica, pero quizá se trate solo de una reacción orgánica a la eliminación de toxinas. En todo caso se trata de una parte muy pequeña de la población, pero si experimentas algún síntoma (dolor de cabeza, malestar intestinal, por ejemlplo), lo mejor es consultar con un médico antes de seguir tomando kombucha.

No se recomienda beber kombucha con el estómago vacío. Si sientes dolor después de beberla, puede significar una de estas tres cosas: que la kombucha está mala (algo improbable, a no ser que observes partículas de moho o percibas un sabor fuera de lo normal), que hayas bebido demasiada o que es excesivamente fuerte. También puede tener relación con los ingredientes añadidos para la fermentación secundaria.

La parte más divertida

El nivel de efervescencia de la bebida dependerá de los ingredientes utiliza-dos para llevar a cabo la fermentación secundaria. Por ejemplo, las frutas más ácidas son las que provocan una mayor gasificación. Y si dejas la pulpa de la fruta dentro de las botellas durante la fermentación secundaria el resultado es más efervescente. Además, la cantidad de burbujas se incrementará si refrigeras las botellas de kombucha en la nevera durante al menos veinticuatro horas antes de abrirlas.

Las bayas, los albaricoques y la piña son las frutas que producen una kombucha más gasificada.

Recuerda que has de acortar el tiempo de la fermentación secundaria si lo que deseas es obtener una bebida más dulce.

Debido a la presión y la efervescencia propias de la fermentación secundaria, es muy importante no apuntar con las botellas hacia la cara cuando vayas a abrirlas. Si utilizas botellas de buena calidad con cierre de estribo, lo más probable es que, al abrirlas, el líquido salga disparado (igual que ocurre cuando abres una lata de refresco después de haberla agitado). Lo mejor será abrirlas en el fregadero, sin apuntar hacia tu cara o hacia ningún objeto que se pueda romper. Los niños no han de abrir una botella de kombucha.

Descansar entre elaboraciones

Una vez que tu scoby está creciendo, quizá quieras retirar una de sus capas y transferirla a otro recipiente distinto para producir más cantidad de kombucha al mismo tiempo. En este caso existe la posibilidad de que termines con más kombucha de la que puedes beber o quizá llegue un momento en el que, simplemente, te canses de elaborarla.

En este caso puedes guardar el scoby igual como almacenas la kombucha mientras está fermentando: en un tarro cubierto con una tela de muselina (o un paño de cocina) asegurada con una goma elástica.

Es importante que haya una cantidad suficiente de líquido iniciador para que el scoby se mantenga húmedo. Lo ideal es 2,5 cm de fluido iniciador por cada 2,5 cm de scoby. Necesitarás ese fluido iniciador para mantener las bacterias con vida y para comenzar el proceso de fermentación una vez que decidas elaborar kombucha de nuevo. Si transcurren varias semanas entre fermentación y fermentación, no olvides echar un vistazo de vez en cuando al scoby para asegurarte de que tiene suficiente líquido iniciador.

Limpieza de los utensilios

La presencia de bacterias nocivas en alguno de los utensilios, por muy insignificante que sea, puede provocar que la kombucha acabe contaminada. Por eso es esencial que todos los utensilios que toquen el scoby o la kombucha estén bien desinfectados. Para conseguirlo, puedes lavarlos en el lavavajillas, a mano con agua caliente y jabón o sumergirlos en vinagre blanco destilado durante un par de minutos.

No es necesario limpiar el recipiente en el que fermenta la kombucha entre proceso y proceso; lo mejor es hacerlo periódicamente (por ejemplo, cada tres o cinco fermentaciones). Para limpiarlo, vertemos todo el líquido de kombucha en botellas, excepto una pequeña cantidad a utilizar como líquido iniciador en futuras elaboraciones. Transfiere el scoby y el líquido iniciador a un vaso o a un cuenco de acero inoxidable y cúbrelo con un paño de cocina. Llena el recipiente con agua muy caliente y jabón y, con una esponja, limpia los restos do cultivo de kombucha. Lo normal es repetir esta operación varias veces para garantizar una desinfección total.

También puede hacerse con vinagre blanco destilado, que actúa como agente desinfectante. Vierte unos 120 ml en el recipiente y agítalo durante un par de minutos. Luego vacíalo. Puedes aclararlo con agua mineral, pero de todas formas un poco de vinagre residual no daña el scoby. Y ya puedes preparar una nueva tanda de kombucha.

Añadir sabor a la kombucha

No es imprescindible añadir sabores a la kombucha una vez concluida la primera fermentación, pero experimentar con ellos es la parte más divertida del proceso. Existen múltiples opciones con fruta fresca y con hierbas aromáticas para dotar a tu kombucha de sabor, intensidad y burbujas. Los añadiremos antes de comenzar la fermentación secundaria para obtener un resultado efervescente, con el punto justo de dulzor y gran cantidad de beneficios extra para la salud.

Los zumos de fruta cien por cien naturales también funcionan, aunque no tanto como la fruta fresca. A la kombucha le gusta la pulpa de la fruta y tiende a mostrarse más burbujeante cuando la añadimos en la fermentación secundaria. Por cada 4 litros de kombucha se puede añadir ¼ de litro de zumo de frutas.

Conviene tener en cuenta la intensidad de la kombucha. Si es fuerte (lo que significa que su pH es inferior a 2,5), dilúyela con una cantidad extra de té y azúcar junto con fruta u otros ingredientes antes de comenzar la fermentación secundaria. Esto asegurará que habrá té y azúcar suficientes para alimentar a los probióticos y así conseguir una fermentación secundaria efectiva, además de garantizar que dicha kombucha se pueda beber sin riesgo alguno.

Para 4 litros de kombucha fuerte, deja cuatro bolsas de té infusionando en 1 litro de agua y añade entre 60 y 110 g de azúcar; esto será suficiente para diluirla, pero según sea su intensidad puedes añadir más cantidad de té. Antes de mezclarla con la kombucha, deja que la infusión (y cualquier otro ingrediente caliente) se enfríe a temperatura ambiente, ya que un calor excesivo puede matar los probióticos.

La cantidad resultante

Al fermentar 4 litros de kombucha no se obtiene esa misma cantidad de kombucha para beber, ya que has de reservar una parte para utilizarla como líquido iniciador (por cada 2,5 cm de scoby, reservaremos 2,5-5 cm; además, es preferible no llenar totalmente el recipiente para poder transportarlo sin problemas. Por todo ello, obtendrás una cantidad final cercana a los 2,85 litros o menos, dependiendo del grosor del scoby.

De igual manera, cuando fermentes kombucha en un recipiente de 7,5 litros, no obtendrás 7,5 litros exactos. La mayoría de las personas fermenta una cantidad de 7,5 litros o 3,78 litros cada vez, que es lo más habitual.

Eso significa que con los ingredientes de cada receta obtendrás unos 2,85 litros de kombucha para consumir, pero puedes doblar las cantidades si así lo deseas.

No te extrañe si...

• No te extrañe si observas la aparición de una pequeña cantidad de scoby en las botellas durante la fermentación secundaria.

Debido a que los probióticos y las levaduras continúan fermentándose, forman una colonia durante esa segunda fase de fermentación, que será más clara, viscosa y tendrá un cuarto del tamaño. Si alguien bebe una por accidente no ocurrirá nada malo, pero su textura glutinosa no gusta a nadie.

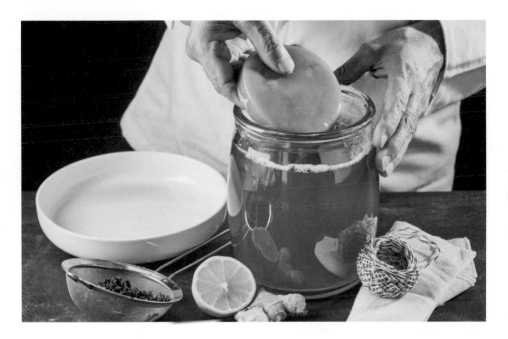

• Antes de beber la kombucha, utiliza un colador fino para atrapar cualquier colonia de bacterias y levaduras (o la pulpa de la fruta que hayas utilizado para añadir sabor).

• No te extrañe si ves que debajo del scoby se han formado unos hilos largos y marrones. Se trata de colonias de levaduras muy similares a unas algas marinas de color parduzco. Son algo normal y no necesitas retirarlas. Al ver estos hilos peludos, muchas personas creen que el scoby se ha estropeado, cuando lo que indican en realidad es que las bacterias y las levaduras están en plena forma.

Consejos sobre seguridad

• Además de todo lo que ya hemos comentado, evitaremos los recipientes de cerámica o plástico para almacenar la kombucha. Elaborar kombucha casera puede ser una actividad arriesgada en caso de no proceder con cuidado.

• Si observas aunque solo sea una cantidad ínfima de moho, deshazte del scoby, tira la kombucha y desinfecta a fondo el recipiente que la contenía. El moho de la kombucha es muy similar al del pan. De todas formas, si se siguen bien todos los consejos verás como no ocurre nada anormal.

• La kombucha nunca habría de tener un olor o un sabor desagradables. Ha de ser ligeramente dulce y un poco ácida y su aroma debería presentar iguales características.

• La kombucha casera suele ser más fuerte que la que puedes encontrar

LA RECETA

KOMBUCHA BÁSICA

para unos 3,5 litros de kombucha

INGREDIENTES

- 1 scoby de kombucha
- 3,78 litro de agua mineral (no del grifo)
- 10 bolsitas de té negro o verde (preferiblemente de cultivo ecológico), puros, sin añadidos
- 200 g de azúcar integral de caña

También necesitas:

- una cazuela grande para hervir el agua
- un termómetro adhesivo o flotante
- un recipiente grande de vidrio (de unos 4 litros o más) para fermentar la kombucha
- un cucharón de mango largo para remover
- una pieza de tela de muselina o un paño de cocina transpirable
- una goma elástica
- una jarra de cristal u otro utensilio adecuado para transferir la kombucha del recipiente a las botellas o al vaso que utilizarás para beberla
- un colador fino (o bien un filtro de café metálico)
- botellas de vidrio con cierre hermético.

Tanto los cierres de rosca como los de estribo son adecuados. Las botellas de cristal oscuro son las más apropiadas, ya que a la kombucha no le gusta la luz del sol.

Opcional

- vinagre blanco destilado para limpiar el recipiente de fermentación
- un aparato calentador, como una mantita eléctrica, que ayudará a mantener la temperatura adecuada de la kombucha si tu casa es fría durante el invierno.
- manta térmica. Se usa para preservar el calor. Durante los periodos más fríos puedes envolver el recipiente de la kombucha con una manta eléctrica y asegurar el calor con ella. Funciona de maravilla.

1. Desinfecta todos los utensilios que vayas a utilizar en el proceso, tal como hemos comentado.
2. Lleva el agua a ebullición. Si vas a elaborar unos 4 litros (3,78 litros) de kombucha, no necesitas hervir esa cantidad de agua; la mitad será suficiente para infusionar el té. De esta manera, puedes utilizar la otra mitad para enfriar la infusión una vez hecha.
3. Cuando el agua haya alcanzado el punto de ebullición, retírala del fuego e incorpora las bolsas de té. Deja que infusionen durante 8 o 10 minutos y después retíralas.
4. Añade el azúcar de caña y remueve bien para que se disuelva.
5. Espera a que el té se enfríe hasta una temperatura de 23-29 °C (si solo has utilizado la mitad del agua, añade la otra mitad para acelerar el proceso).

Si tienes un termómetro adhesivo, pégalo en la parte exterior del recipiente (opcional).

6. Una vez que el té esté a la temperatura correcta, viértelo en un recipiente de vidrio y añade el scoby.

7. Tapa el recipiente con una tela de muselina para que la kombucha pueda respirar.

8. Asegura la tela de muselina ajustando una goma elástica alrededor.

9. Coloca el recipiente en un lugar oscuro (como un armario) que tenga una temperatura relativamente cálida y que no sufra irrupciones de gente o luz.

10. Deja que la kombucha fermente de 5 a 7 días (cuanto más tiempo fermente, más azúcar consumirán las bacterias y más fuerte será la bebida).

11. Comprueba la temperatura de la kombucha con frecuencia. Para obtener un mejor resultado, debería mantenerse entre 21-29 °C. Si la temperatura está por debajo de los 21 °C no es muy grave, pero la kombucha necesitará más tiempo de fermentación. Si la kombucha supera los 29 °C, los probióticos pueden morir. Si observas moho (como el que aparece en el pan, de color verde o blanco y con círculos rizados}, deshazte tanto del scoby como de la kombucha.

12. Cuando la kombucha esté lista, retira la tela de muselina. Verás que el scoby presenta un mayor tamaño (habrá crecido hasta alcanzar la anchura del recipiente que lo contiene y se habrá formado un segundo scoby). Los scoby siempre están creciendo. Una vez que alcance un grosor de unos 5 cm, retiraremos una capa o dos y las desechamos o regalamos junto con una pequeña cantidad de líquido iniciador.

13. Ahora que la kombucha ha completado la primera fermentación, puedes embotellarla y finalizar aquí el proceso o añadir más ingredientes según las recetas (ver pág. 109).

Lo más cómodo es transferirla a una jarra, ya que con ella resulta más fácil trasvasar el líquido a las botellas.

14. Una vez embotellada, dejaremos el scoby en el líquido iniciador (unos 5 cm de líquido por cada 2,5 cm de scoby) dentro de un tarro cubierto con una tela de muselina asegurada con una goma elástica. O bien podemos elaborar otra tanda de kombucha. Mientras el scoby repose en un buen ambiente, puede mantenerse sano durante meses entre elaboración y elaboración. Deja el recipiente en un lugar cálido, oscuro y tranquilo. Revisa el scoby antes de una nueva fermentación, sobre todo si ha estado reposando durante más de un par de semanas.

15. Si decides añadir ingredientes para llevar a cabo la fermentación secundaria, sigue las indicaciones de la receta y deja reposar las botellas de kombucha 2 o 3 días a temperatura ambiente en un lugar oscuro. Durante la fermentación secundaria se formará una pequeña cantidad de scoby en cada botella, que hay que retirar antes de beber la kombucha.

16. Guarda la kombucha en el frigorífico durante un día entero antes de consumirla. Cuanto más baja sea la temperatura, más se ralentizará la fermentación (lo que no significa que el proceso se detenga por completo); las temperaturas bajas parecen favorecer la aparición de burbujas. Atrévete con los sabores y ya puedes beberla. ¡A disfrutar!

en el mercado, por lo que su aroma y su sabor serán más intensos. Esto es normal. Pero si percibes un olor fétido o algún sabor extraño, que sospechas que no es el que debería ser, tira toda la kombucha y comienza otra vez con un nuevo scoby.

• La kombucha casera suele ser tan fuerte que puede parecer que estás bebiendo vinagre. El nivel de pH óptimo en cuanto a acidez debería estar entre 2,5 y 4,5. Un pH ácido evita que la kombucha acabe contaminada por bacterias nocivas. Un pH inferior a 2,5 significa demasiada acidez para el consumo humano, por lo que habrá que diluirla antes de beberla.

• Si el pH de tu kombucha es inferior a 2,5 añade más té y azúcar y vuelve a comprobar el nivel antes de embotellarla. Un pH superior a 4,5 creará un entorno propicio para el desarrollo de bacterias nocivas.

• Es totalmente seguro beber kombucha cada día, pero no es aconsejable beber más de 200 ml diarios de kombucha casera.

• Si te preocupa mantener un cierto nivel de pH en la kombucha, puedes comprar tiras medidoras de pH para comprobarlo. Para obtener unas lecturas más exactas, necesitarías hacerte con un aparato medidor de pH (las tiras suelen proporcionar resultados ambiguos). No es necesario medir el nivel de pH de cada elaboración, pero sí es recomendable hacerlo de manera periódica, sobre todo si sospechas que la kombucha está demasiado fuerte.

• En caso de duda sobre la kombucha producida, deshazte SIEMPRE de esa tanda y elabora otra.

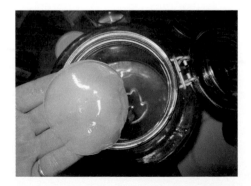

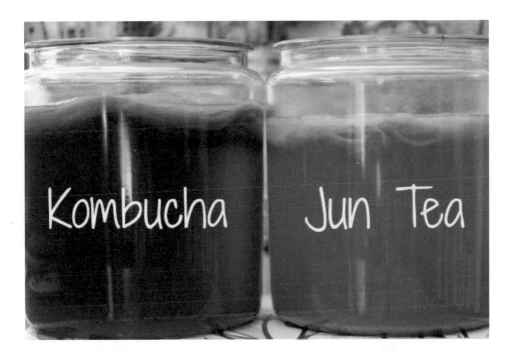

Jun

Miel, en vez de azúcar, y té verde, en vez de té negro. El jun es un pariente de la kombucha que se fermenta de igual manera, excepto por el hecho de que el proceso se lleva a cabo con miel y té verde en lugar de azúcar y té negro. El jun también se elabora a partir de un organismo vivo denominado SCOBY (*Symbiotic Culture of Bacteria and Yeast*), es decir, cultivo simbiótico de bacterias y levaduras.

Hay que tener en cuenta que el scoby del jun es diferente al de la kombucha. Así que no se puede elaborar usando la misma colonia de bacterias y levaduras. Los cultivos de bacterias

no son intercambiables y cada uno de ellos prefiere nutrirse de un tipo específico de alimentos. De todas formas, cuando elabores jun has de tomar las mismas precauciones que a la hora de elaborar kombucha: Y, en general, valen para el jun las mismas consideraciones.

El sabor y la salud

El jun posee un sabor similar al de la kombucha, pero en su caso prevalece el de la miel, por lo que resulta más cremoso, mientras que el de la kombucha es más avinagrado. Por eso, al añadir sabor al jun, si quieres disimular el de la miel necesitarás utilizar ingredientes potentes, como algunas bayas, o bien especias de naturaleza intensa o hierbas aromáticas, ya que si incorporas ingredientes con sabores suaves quedarán anulados por el de la miel.

Esta bebida es menos popular que la kombucha y no hay ninguna gran empresa que la produzca o comercialice por ahora.

Como la kombucha, el jun ayuda a equilibrar el sistema digestivo y puede aliviar algunos problemas gástricos. También se utiliza para tratar y prevenir la artritis u otro tipo de inflamación de las articulaciones. Consumir jun refuerza el sistema inmunitario y aumenta la energía.

Elaborar jun en casa

• Cada vez que elabores jun se formará un nuevo scoby. Puedes permitir que siga creciendo, pero según mi experiencia, los mejores resultados se obtienen cuando el scoby no supera los 5-7 cm de grosor. Igual que ocurre en el caso de la kombucha, puedes retirar una capa de scoby y regalársela a algún amigo o a algún familiar para que elabore su propio jun.

• El fabricante del scoby probablemente habrá incluido una página de instrucciones en el paquete. Utiliza las proporciones de agua, azúcar y té recomendadas, sobre todo si se trata de un scoby pequeño, ya que 3,78 litros quizá sea una cantidad demasiado grande para comenzar, según sea el diámetro y el grosor del scoby.

• Observarás que, después de haber elaborado varias tandas de jun, bajo

LA RECETA

JUN BÁSICO

INGREDIENTES:

• 1 scoby de jun más líquido iniciador

• 3,78 litros de agua mineral o de pozo

• 8-10 bolsas de té verde

• 165-250 g de miel

También necesitas

• una cazuela grande para hervir el agua

• un recipiente grande de cristal, de unos 4 litros para fermentar el jun

• un cucharón de mango largo para remover

• un termómetro adhesivo o flotante

• una pieza de tela de muselina o un paño de cocina transpirable

• un colador fino (yo utilizo un filtro de café metálico)

• una goma elástica

• una jarra de cristal u otro utensilio adecuado para transferir el jun del recipiente a las botellas o al vaso que utilizarás para beberlo

• botellas de cristal con cierre hermético. Los cierres de rosca o de estribo son los más adecuados. Lo ideal sería utilizar botellas de cristal oscuro, ya que al jun no le gusta demasiado la luz del sol.

el scoby habrán aparecido unos hilos marrones de aspecto similar al de algunas algas marinas. Estas tiras de levadura son perfectamente normales y sanas, y las mantendremos.

1. Calienta 1,9 litros de agua en una cazuela hasta que hierva.

2. Retira la cazuela del fuego y añade las bolsas de té. Un par de minutos, agrega luego la miel, remueve y deja que el té continúe infusionando durante 5-8 minutos más.

3. Retira las bolsitas de té y deséchalas.

4. Para enfriar la temperatura de la infusión, añade los otros 1,9 litros de agua a la cazuela.

5. A continuación comprueba la temperatura con un termómetro. Debería estar entre 23-29 °C para una fermentación óptima. El objetivo será mantener el té en este rango de temperaturas durante el proceso fermentativo, aunque las bacterias también sobrevivirían a temperaturas próximas a las marcadas.

6. Cuando el té haya alcanzado la temperatura idónea, transfiérelo a un tarro o a una jarra grande de cristal. Añade el scoby y el líquido iniciador (este es simplemente jun fermentado).

7. Tapa el recipiente con una pieza de tela de muselina (o un trapo de cocina) y asegúrala con una goma elástica. Déjalo en un lugar oscuro y cálido, a 23-29 °C de 5 a 7 días. Cuan-to más fermente el jun, menos contenido residual de azúcar presentará y más fuerte será el resultado. El jun estará listo cuando ya no se aprecie el sabor a té con miel y tenga la intensidad deseada (según tus gustos).

8. Una vez concluido el proceso de fermentación, tienes dos opciones. Puedes finalizar en este punto, embotellar el jun y refrigerarlo, o puedes añadirle más té con miel, fruta, hierbas aromáticas o flores comestibles y someterlo a una fermentación secundaria. Si eliges aportar sabor al jun, sigue las recetas de esta sección (o prueba las de la sección dedicada a la kombucha, sustituyendo el azúcar por la miel).

9. Para preparar más cantidad de jun repite la operación. Si decides esperar antes de elaborar una nueva tanda, tapa el jun con una pieza de tela de muselina y almacénalo en un lugar cálido y oscuro hasta que vuelvas a necesitarlo.

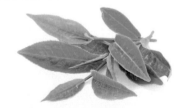

• Puesto que necesitarás reservar algo de líquido iniciador (unos 5 cm de líquido por cada 2,5 cm de scoby) y como el scoby un ocupa espacio, cuando fermentemos unos 4 litros de jun (3,78 litros, si se cuenta en galones) no obtendrás esa misma cantidad de jun bebible, sino una cantidad más cercana a los 2,85 litros; como veremos en las recetas.

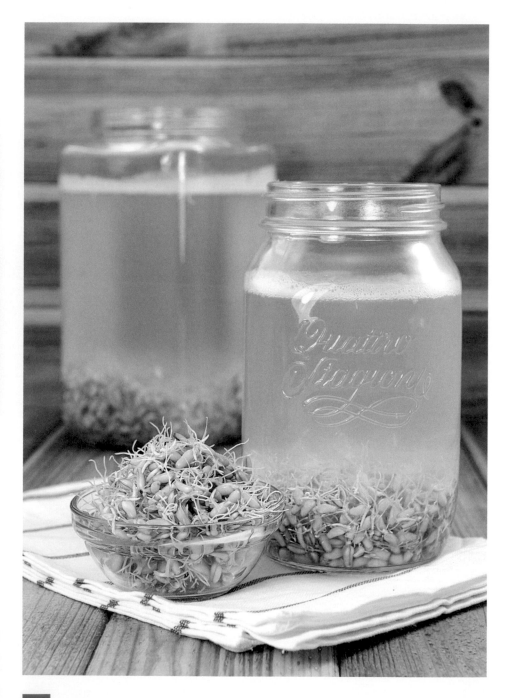

• Con el jun tomaremos las mismas precauciones que en el caso de la kombucha (vale la pena repasarlo antes, en las págs. 65 y 67). Utiliza siempre recipientes de vidrio y presta atención a la temperatura de tu casa para que el scoby se mantenga en perfectas condiciones.

• Cuando se almacena de manera segura en botellas bien cerradas, el jun se conserva en la nevera hasta un mes sin perder sus propiedades. Por eso se puede elaborar en mayor cantidad y tomarlo cuando quieras.

Rejuvelac

"Rejuvelac" es el nombre con el que conocemos el líquido obtenido de la germinación de diferentes semillas.

Cuando las semillas se dejan en agua y fermentan, los microorganismos naturales que contienen en su interior y las levaduras presentes en la atmósfera se desarrollan, dando lugar a esta bebida probiótica.

Este proceso de fermentación es de los más rápidos y se puede completar en tres días. Por eso es fundamental vigilar las semillas mientras fermentan, ya que se estropean con facilidad si se dejan durante demasiado tiempo.

El centeno es el cereal más popular para elaborar rejuvelac, porque su sabor es más agradable que el de otros cereales. Las semillas o granos más recomendados para elaborar esta bebida son el trigo sarraceno, el trigo en grano, la avena, la cebada, la quinoa y el arroz.

El rejuvelac presenta las mismas propiedades beneficiosas que cualquier otra bebida probiótica pero su sabor es un tanto peculiar. Es sutil y con un regusto a levadura, por eso es habitual beberlo mezclado con zumo de limón recién exprimido u otros tipos de zumos, siempre que sean totalmente naturales. También lo podemos añadir a un smoothie o incluso utilizarlo para cocinar si eres vegano.

Rejuvelac para veganos

El rejuvelac se puede beber solo, pero también se puede utilizar como base para elaborar quesos veganos de frutos secos, yogur y salsas.

Un ejemplo sencillo de receta de queso vegano no necesitaría más ingredientes que unos anacardos crudos y una pequeña cantidad de rejuvelac. Incluso, con ayuda del rejuvelac, se puede imitar el queso de untar para hacer postres veganos.

Las semillas no deberían tardar más de 2 días en germinar.

Si necesitan más tiempo, puede que los granos que estás utilizando hayan sido previamente tostados o sometidos a algún tipo de calor. Por eso lo mejor es utilizar granos específicos para germinados (en internet o en tiendas de alimentación natural).

LA RECETA

REJUVELAC BÁSICO

INGREDIENTES:

- 190 g de centeno en grano (o bien trigo sarraceno, trigo en grano, avena, cebada, quinoa o arroz)
- 1 litro de agua mineral

También necesitas

- un frasco de 1 litro
- una pieza de tela de muselina, un paño de cocina o una tapa de germinador
- una goma elástica

1. Introduce las semillas en el frasco y llénalo con agua. Remueve las semillas.

2. Tapa el frasco con la tela de muselina (o el paño de cocina) y asegúrala con una goma elástica. También puedes utilizar una tapa de germinador a rosca. Deja el frasco a temperatura ambiente (21 °C es lo ideal) en un lugar oscuro durante toda una noche (hasta doce horas).

3. Escurre las semillas y acláralas hasta que el agua salga completamente limpia. Pon las semillas en un colador y agítalo para eliminar el exceso de agua, algo fundamental antes de devolver las semillas al frasco.

4. Introduce de nuevo las semillas en el frasco y tápalo. Vuelve a dejarlo en un lugar sin luz.

5. Cuela y aclara las semillas cada ocho horas, procurando eliminar todo el líquido posible antes de reintroducirlas en el frasco. Repite el proceso hasta que los granos comiencen a germinar (verás brotar unos tallos diminutos de cada una de las semillas). En una casa con una temperatura cálida el proceso no debería durar más de un día y medio o dos días. Si se trata de una casa fría, puede tardar hasta tres días.

6. Una vez que las semillas han germinado, llena el frasco con un litro de agua, cúbrelo con una tela de muselina o un paño de cocina asegurado con una goma elástica (o con una tapa de germinador) y déjalo reposar en un lugar oscuro durante dos días.

7. El líquido es el rejuvelac y debería desprender un aroma a levadura (¡no fétido!) y alimonado. Tendría que ser casi transparente (ligeramente turbio). Verás como las burbujas suben con rapidez desde el fondo (donde están las semillas) hasta la superficie. Esto nos indicará el proceso de fermentación.

8. Se suele preferir el rejuvelac frío para beber, así que podemos guardarlo en el frigorífico antes de tomarlo.

9. Puedes utilizar las mismas semillas para obtener una segunda tanda de rejuvelac, que solo tardará 1 día en fermentar.

Limonada lactofermentada

Esta es una de las bebidas probióticas más sencillas de elaborar, que además requiere muy poca inversión de tiempo. También resulta muy rentable y se puede hacer en grandes cantidades para que la disfrutes junto a tu familia y tus amigos.

Ante todo recordemos que el término "lactofermentado" se puede aplicar a muchas clases de bebidas y alimentos fermentados, como el chucrut, los encurtidos o la cerveza de jengibre. La limonada lactofermentada es una limonada probiótica que se fermenta con agua, zumo de limón natural, azúcar y suero de leche (la sustancia acuosa que se forma en la superficie del yogur), del que obtiene sus propiedades probióticas.

Cuando se combina con el zumo de limón y el agua azucarada, el suero de leche continúa fermentando los probióticos, favoreciendo su multiplicación.

A esta bebida refrescante se le pueden añadir distintos sabores para poder disfrutar de ella en cualquier época del año, pero resulta ideal en verano. El suero de leche le proporciona un sabor cremoso, muy parecido al del merengue de limón: es, con diferencia, la limonada más increíble que vas a probar en tu vida... Además, la limonada lactofermentada se considera más saludable que la limonada normal, porque los probióticos del suero de leche consumen parte

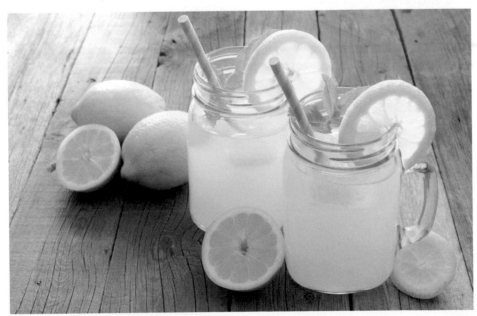

del azúcar, dando lugar a una bebida dulce, pero con un contenido en azúcar inferior al que tenía al comienzo del proceso.

Y por otra parte, la limonada lactofermentada es la única bebida probiótica a base de agua que menos necesita de fermentación secundaria, pero incluimos recetas para probar.

Endulzantes

La limonada lactofermentada sabe mejor cuando la endulzas con fruta o azúcar integral de caña. Si se quiere evitar el azúcar, podemos sustituirlo por sirope de agave o de arce o de savia, aunque este último sale un tanto caro. Parte del azúcar de caña utilizado es metabolizado en el proceso, lo que, a pesar de que el nivel glucémico haya descendido, no le quita dulzor a la bebida. Cualquier fruta o hierba aromática combina muy bien con esta limonada, así que podemos experimentar con distintos sabores.

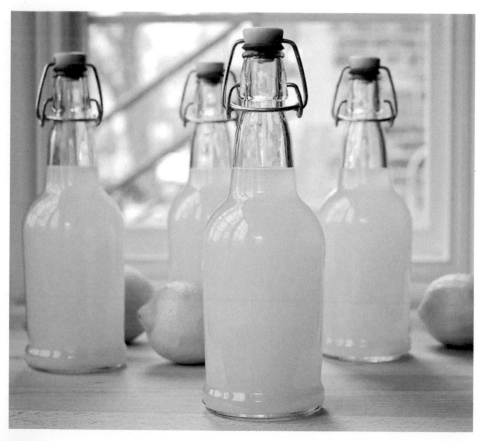

LA RECETA

LIMONADA LACTOFERMENTADA

INGREDIENTES:

- 150 g de azúcar
- 3,78 litros de agua
- 360 ml de zumo de limón recién exprimido (10-14 limones)
- 240 ml de suero de leche (derivado de 907 g de yogur entero)

1. Lo más práctico es extraer el suero de leche del yogur. Para ello, dobla una pieza de tela de muselina por la mitad y colócala sobre un cuenco. Vierte 900 g de yogur entero (comercial o casero) sobre la tela de muselina. Junta las esquinas de la tela para hacer un hatillo, encerrando todo el yogur en su interior. Asegura el hatillo con una goma elástica. Con la ayuda de una o dos gomas más, cuélgalo en un armario o una estantería y coloca el cuenco debajo, para que el suero de leche caiga dentro del cuenco.

Para obtener 240 ml de suero de leche no deberías necesitar más de 20-30 minutos, pero si transcurrido ese tiempo todavía no has conseguido la cantidad suficiente, espera un poco más. Una vez que hayas obtenido todo el suero de leche necesario, ya podemos elaborar la limonada lactofermentada.

…Y lo que ha quedado dentro de la tela de muselina tendrás un estupendo yogur griego: lo guardas en un recipiente hermético para disfrutarlo cuando quieras.

2. Ahora combina en una garrafa o un tarro de unos 4 litros el suero de leche, el zumo de limón y el azúcar. Añade el agua y remueve bien para que se disuelva el azúcar. Como los probióticos presentes en el suero de leche se nutren de él, tendrás que ajustar la cantidad a tu gusto. Si deseas una bebida más dulce, en lugar de 150 g de azúcar puedes añadir 200 g, pero no lo recomendamos.

3. Cierra la garrafa o el tarro y deja que repose a temperatura ambiente durante dos días en un armario, estantería o alacena.

3. Una vez que la limonada lactofermentada esté lista, puedes refrigerarla y consumirla fría, o añadirle más ingredientes para aportarle sabor.

4. Esta limonada, envasada en botellas con cierre hermético, se conserva bien hasta dos semanas en el frigorífico.

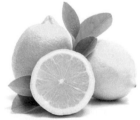

Smoothies. Batidos más allá de fruta y lácteos

Los smoothies son una forma divertida y sabrosa de aportar probióticos, vitaminas y minerales a nuestro organismo. Existe un sinfín de combinaciones de sabores y texturas para elaborar un desayuno saludable, un tentempié o incluso un postre.

Los smoothies no tienen por qué limitarse a la fruta y al yogur; también se pueden elaborar con frutos secos, mantequilla de frutos secos, leche de coco, soja o almendra, café, especias, extractos (como el de vainilla y almendra), verduras y muchos ingredientes más.

Fruta congelada

El mejor resultado se obtiene con fruta congelada madura de temporada. A veces, la fruta congelada que nos venden incluye frutos que han sido recolectados antes de su maduración, por lo que su sabor puede ser demasiado ácido o insípido como para añadirlo a un smoothie. Comprar fruta de temporada madura, trocearla y después congelarla garantiza un resultado delicioso y saludable en cualquier época del año.

A todo el mundo les gustan los smoothies dulces de consistencia cremosa y servidos fríos. Podéis comprar una gran cantidad de plátanos,

dejarlos madurar bastante, pelarlos y congelarlos. Es una manera de poder utilizarlos en cualquier momento para elaborar un delicioso smoothie. Los plátanos congelados son ideales para endulzar los batidos de manera natural, para mantenerlos fríos y aportarles cremosidad.

Los más golosos pueden utilizar dátiles o higos troceados para añadir un toque extra de dulzor.

Lo mejor para obtener un batido de textura uniforme es utilizar una batidora de alta potencia, pero si no, no pasa nada. Añade primero el ingrediente líquido (leche, zumo, yogur o kéfir) al vaso de la batidora; luego la fruta más blanda y por último, la más dura. Esto permitirá que la batidora bata de forma más eficiente y fluida.

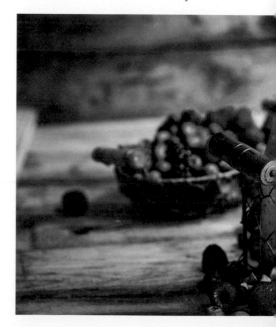

Cerveza de jengibre

La cerveza de jengibre es una bebida con una efervescencia natural, cuyo sabor tiene notas dulces y picantes. El jengibre rallado se fermenta en agua y zumo de limón, permitiendo que las levaduras naturales del jengibre se nutran del azúcar y se multipliquen y dando lugar a una bebida probiótica.

A pesar de que la cerveza de jengibre es lo suficientemente dulce, picante y deliciosa por sí misma, también es famosa por su uso en cócteles. Muchas personas utilizan los términos cerveza de jengibre y ale de jengibre de manera indistinta, pero hay una diferencia. La cerveza se fermenta du-

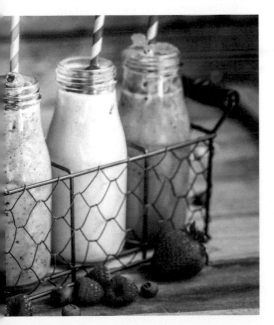

rante dos o tres semanas gracias a las bacterias del jengibre, mientras que el ale es normalmente un refresco con sabores artificiales.

La cerveza de jengibre y la salud

El jengibre presenta una gran cantidad de propiedades beneficiosas para la salud y se utiliza habitualmente para aliviar el dolor de estómago, las náuseas o la diarrea. Esta raíz de gran sabor ayuda a prevenir y luchar contra diferentes tipos de cáncer (como los de mama, de colon, ovarios, próstata o el cáncer de pulmón). También favorece la eliminación de sustancias químicas por parte del organismo y alivia los dolores de la menstruación, entre otros beneficios.

Añadir sabor a la cerveza de jengibre

Una vez concluido el primer proceso de fermentación, puedes añadir azúcar u otros ingredientes que aportarán sabor a la cerveza de jengibre (utilizando las recetas de esta sección) y someterla a una fermentación secundaria.

Esta cerveza tal vez sea la bebida a la que más sencillo resulte añadir sabores, ya que casi todos los tipos de fruta o hierbas aromáticas combinan muy bien con el jengibre. El hecho de que el jengibre sea dulce y picante lo convierte en un ingrediente maravilloso para fusionarlo con más sabores dulces, agrios, ácidos o cremosos. Así podemos saborear primero los ingredientes añadidos, mientras que el jen-

LA RECETA

CERVEZA DE JENGIBRE

INGREDIENTES
PARA EL CULTIVO DE JENGIBRE

- 3 cucharadas de jengibre fresco, pelado y rallado, por partes
- 480 ml de agua
- 3 cucharadas de azúcar integral de caña
- y también: una jarra o tarro de cristal de 1 litro, una goma elástica, una pieza de tela de muselina, una jarra de unos 4 litros.

Fermentación en tres pasos

Empezamos con la elaboración del cultivo del jengibre, después se fermenta en agua, azúcar y zumo de limón y, por último, se embotella la bebida resultante, dejándola reposar para someterla a una fermentación secundaria.

El cultivo del jengibre es algo muy sencillo (solo requiere tiempo y atención a los detalles).

Cómo conseguir un cultivo de jengibre (líquido iniciador)

1. Para conseguir el cultivo de jengibre, añade 1 cucharadita de jengibre pelado y rallado y 1 cucharadita de azúcar a un tarro con capacidad para 1 litro (es el tamaño ideal).

2. Agrega 480 ml de agua mineral (sin cloro) y remueve.

3. Cubre el tarro con la tela de muselina y asegúrala con la goma elástica.

4. Deja que repose en un lugar oscuro durante 24 horas.

5. Una vez al día, durante una semana completa, añade al recipiente 1 cucharadita de azúcar y 1 cucharadita de jengibre fresco rallado y remueve bien. Esto garantiza la alimentación del cultivo y su crecimiento, como ocurre con la masa madre. Remueve un par de veces al día. Durante el proceso se producirán levaduras naturales y una sustancia blanca aparecerá en el fondo del recipiente. Ahí es donde se originan los probióticos.

6. Una vez transcurridos de 3 a 5 días (quizá más si la temperatura de tu casa es muy baja), comenzarán a formarse burbujas al remover el líquido. Cuando puedas escuchar las burbujas sin tocar el tarro, quiere decir que el cultivo está listo. Todo el proceso tardará entre 7 y 10 días en una casa cálida, mientras que si la casa es fría necesitará más tiempo. Si después de 7 días el cultivo no burbujea, continúa añadiendo una cucharadita de azúcar y otra de jengibre al día hasta que aparezcan las burbujas. Sigue añadiendo agua, jengibre y azúcar al cultivo a medida que vayas usándolo para elaborar cerveza de jengibre. Como precaución, si en algún momento observaras moho flotando en la superficie del líquido, deshazte de ese cultivo y elabora uno nuevo.

INGREDIENTES
PARA LA CERVEZA DE JENGIBRE

- 240 ml de líquido de cultivo de jengibre
- 250 g de azúcar integral de caña
- 4 litro de agua mineral
- 120 ml de zumo de limón recién exprimido
- 65 g de jengibre fresco rallado

Preparación del líquido iniciador (cultivo de jengibre)

1. Vierte agua mineral a una jarra de unos 4 litros. No la llenes por completo.

2. Añade el azúcar, el zumo de limón, el jengibre rallado y el líquido del cultivo de jengibre. Remueve bien.

3. Cubre la jarra con una pieza de tela de muselina (o un paño de cocina) y asegúrala con una goma elástica. Deja que el recipiente repose en un lugar oscuro a temperatura ambiente de 8 a 10 días. Prueba la mezcla periódicamente para ver si necesita más azúcar. Los probióticos naturales consumirán el azúcar y por tanto, si la bebida pierde su dulzor, tendrás que añadir una cantidad adicional (no más de 2 cucharadas cada vez), pero ten cuidado de no saturar los probióticos, ya que pueden morir si se les suministra azúcar en exceso.

4. Remueve una o dos veces al día. Verás que se forma una sustancia blanca en el fondo de la jarra, alrededor del jengibre. Es un buen síntoma, pues se trata de las levaduras naturales del jengibre. También se formarán burbujas grandes en la superficie del líquido. La cerveza de jengibre estará lista cuando al removerla aparezcan burbujas (igual que ocurre cuando estás elaborando el cultivo iniciador).

5. Una vez que la cerveza de jengibre esté lista, pruébala. Si su sabor no es dulce, añádele azúcar y jengibre, porque cuando la embotelles se producirá una segunda fermentación en la que los probióticos seguirán necesitando consumir azúcar (en las recetas verás las cantidades de azúcar recomendadas).

6. En este punto, tenemos las dos opciones: embotellar la cerveza de jengibre natural o añadirle sabor antes de hacerlo. Si optas por añadir sabor, tienes las recetas (ver pág. 140). Vierte el líquido, incluida la pulpa de jengibre en unas botellas con cierre hermético y déjalas reposar en un lugar oscuro de 2 a 4 días. Este proceso hará que la cerveza de jengibre adquiera un carácter muy efervescente. Cuanto más cálido sea el lugar en el que reposa, con más rapidez aparecerán burbujas en la bebida, lo mejor es abrir las botellas cada 1 o 2 días para comprobar su gasificación y el nivel de azúcares. Evita que las botellas reposen durante mucho tiempo porque acabarían explotando.

7. Refrigera las botellas en la nevera para ralentizar la fermentación. La cerveza seguirá el proceso, por lo que tendrías que consumirla en los días inmediatamente posteriores a haberse completado la fermentación secundaria. Si la dejas enfriar más de 1 semana, presentará un sabor más seco, menos dulce. Podemos elaborar otra tanda de cerveza de jengibre utilizando el mismo cultivo que has estado alimentando. Dicho cultivo ha madurado, así que ahora necesitará menos tiempo para fermentar.

---

gibre hace su aparición al final. Con la cerveza de jengibre resulta fácil ponerse creativo en materia de combinación de frutas y hierbas aromáticas, ya que sus características garantizan un buen resultado.

Tiempo de conservación de la cerveza de jengibre

Envasada en botellas con cierre hermético, la cerveza de jengibre natural puede conservarse hasta un mes en la nevera, pero si quieres disfrutar de un resultado óptimo lo mejor es consumirla durante las dos primeras semanas después de su fermentación.

Si se le añaden otros ingredientes, como alguna variedad de fruta, lo ideal es consumirla en la semana posterior. A pesar de que la cerveza de jengibre se puede conservar durante periodos más largos, con los probióticos siempre recomiendo ir sobre seguro.

En el caso de las bebidas probióticas, siempre hay que tener cuidado a la hora de abrir una botella tras la fermentación secundaria debido a la presión. Nunca apuntes hacia tu cara (o la de cualquier otra persona) cuando las vayas a abrir y jamás permitas que un niño lo haga.

Algunos consejos

Si te parece que el cultivo o la cerveza de jengibre tardan demasiado en burbujear, puede que se deba a la temperatura de la casa.

• Como ocurre con muchas bebidas probióticas, parece que a la cerveza de jengibre no le pasa nada durante un tiempo hasta que, de repente, comienza a activarse.

• Al concluir la fermentación secundaria, si la cerveza resulta demasiado «seca» (no dulce o burbujeante), seguramente sea porque las levaduras han consumido todo el azúcar presente en la botella, dejando muy poco para tu disfrute. A algunas personas les gusta así, pero si tú la prefieres dulce, lo único que tienes que hacer es añadir más azúcar (azúcar de caña, fruta o zumo) antes de embotellarla.

• ¿Has abierto una botella después de 3 días de fermentación secundaria y te has encontrado con una bebida demasiado dulce y sin burbujas? Eso significa que la cerveza aún presenta una cantidad de azúcar residual que tendrán que consumir los probióticos. No pasa nada, simplemente, deja reposar las botellas sin abrir a temperatura ambiente para que continúe el proceso de fermentación secundaria. Debido a la presencia excesiva de azúcar en la bebida antes de embotellarla, necesitarás 1 o 2 días más para que los probióticos la consuman y aparezcan las burbujas.

• Para evitar una efervescencia débil, tienes que asegurarte de que haya burbujas ascendiendo desde el fondo a la superficie del líquido antes de embotellarlo para la fermentación secundaria, ya que eso es señal de actividad probiótica. Pero si, a pesar de todo, la bebida no acaba carbonatando, sí tendrá los beneficios para la salud que ofrecen los probióticos.

Importante. Si ves que hay moho en la superficie de la cerveza de jengibre mientras está fermentando, tendrás que desechar toda la tanda, incluso si se trata de una partícula diminuta. Volver a elaborar cerveza de jengibre es fácil (porque ya dispones del cultivo iniciador) y, por frustrante que sea, ¡no vale la pena sacrificar la calidad y la salud!

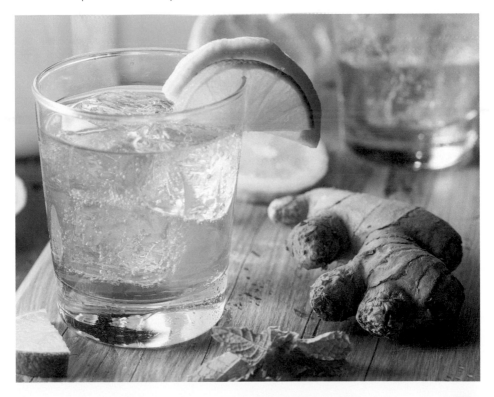

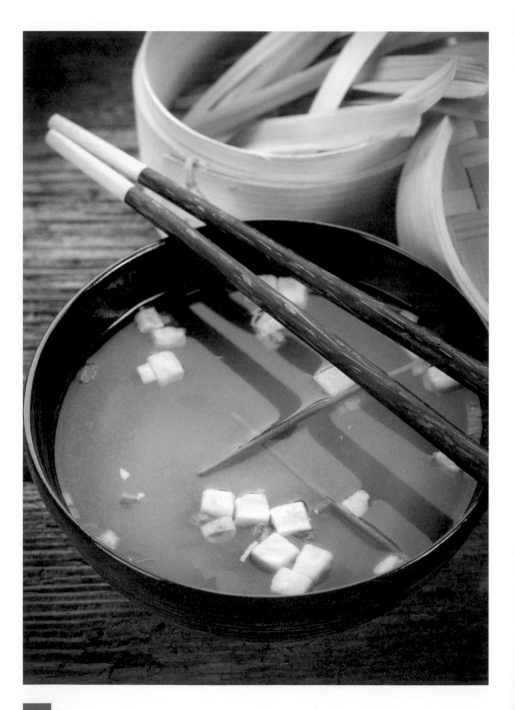

Otros alimentos probióticos

Existe una infinidad de alimentos probióticos que forman parte de las culturas del mundo, y pueden ser tan dispares como la soja fermentada, el kimchi, el tepache mexicano o los pulques. El alcance de este libro no permite hacer un balance de todos ellos, pero sí que podemos detenernos un momento para ver un par brevemente.

La soja y el miso

Junto a los saludables beneficios que la soja ya posee de por sí, vale la pena tenerla en cuenta fermentada, como en el caso del tempeh y del miso de soja. Ninguno de los dos es una bebida, pero con miso solemos preparar unas magníficas, nutritivas y saludables sopas en un instante. Se obtiene al cabo de una larga fermentación (años), y los hay de diferentes tipos.

Alimentos fermentados, tesoro para la salud

El miso es un producto fermentado en forma de pasta que se obtiene principalmente de las semillas de soja, aunque también se puede elaborar a partir de otras legumbres como los garbanzos, o de cereales como la cebada, el trigo o el arroz. También es frecuente que la soja se mezcle con cebada, arroz o trigo, dando lugar a las diferentes variedades de miso que encontramos en el mercado.

El proceso de elaboración —mediante un hongo llamado «koji»— y conservación son determinantes en su calidad. Como todos los productos que se obtienen por medio de fermentación láctica, se requiere un determinado tiempo y unas condiciones ambientales adecuadas. Para hacer el miso artesanal se emplea mucho más tiempo que para el industrial, ya que este último se puede llegar a obtener en apenas 3 días, acelerando el proceso natural de fermentación de los microorganismos y enzimas.

Mejora la absorción de los otros alimentos

Una de las virtudes que se atribuyen al miso en el Lejano Oriente, es la longevidad que despierta su consumo habitual. Hoy sabemos que es debido a sus efectos probióticos y a los enzimas presentes en él, lo cual se dice también de otros alimentos obtenidos mediante un modo de fermentación similar, como el kéfir, el yogur o la chucrut. Los microorganismos que se desarrollan en este proceso ejercen un efecto muy favorable para regenerar la flora intestinal y las enzimas que contiene el miso facilitan la digestión de los alimentos.

Según la medicina tradicional china, el miso actúa sobre el elemento tierra. Se considera un alimento de naturaleza tibia y sabor salado, adecuado ante todo para armonizar el sistema digestivo porque actúa sobre el estómago, bazo, páncreas e intestinos, precisamente los órganos que tienen la importante función de digerir y absorber adecuadamente las sustancias nutritivas de los alimentos para ser transportadas al resto del organismo.

«No es lo que comemos, sino lo que digerimos»

A partir de esta función se produce toda la energía y sangre que el organismo necesita para desarrollar su actividad vital. Por ello los condimentos como el miso que facilitan la digestión, están indicados para todas las personas y de cualquier edad, pero especialmente en las que tienen un sistema digestivo delicado y una avanzada edad, pues a medida que se envejece se pierde capacidad digestiva.

Lo que comemos, y no metabolizamos bien, generalmente es más perjudicial que beneficioso. Nos nutrimos de aquello que podemos digerir y asimilar, por lo que es más apropiado decir «somos lo que asimilamos», más bien que aquello de «somos lo que comemos».

El miso en la cocina

La forma más habitual de tomar el miso es en caldos, como la famosa sopa de miso japonesa que nos deleita el paladar y hace que nos siente mejor la comida. También se pueden elaborar patés con tofu y miso, o bien salsas, potenciando el sabor de estas y mejorando su digestibilidad. Se recomienda que el miso no se añada a la comida cuando esté hir-

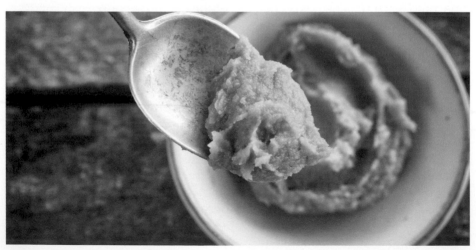

¿CUÁNTAS CLASES DE MISO EXISTEN?

El miso más común es el que usa solamente soja para la base, pero se le puede añadir multitud de cereales, como el trigo, el arroz o el mijo, y en distintas cantidades y proporciones.

Otro factor importante es el tiempo que dure la fermentación, ya que intensifica más o menos el sabor y la textura final de la pasta.

Los tipos de miso más afamados son fermentados durante largo tiempo. En resumen, estos son los miso que encontramos en Japón con más frecuencia:

Blanco (Shiromiso): hecho con soja y arroz blanco, con una fermentación de entre dos meses y un año. De color claro, y de sabor suave. Muy versátil, se adapta a todo tipo de recetas, desde salsas y marinadas, hasta sopas.

Amarillo: muy similar al anterior, pero se alarga la fermentación, y el resultado es más fuerte e intenso.

Rojo (Akamiso): mucho más oscuro, debido a la alta proporción de soja que lleva la pasta y a una fermentación de dos años (se puede alargar hasta tres años). Ideal para platos consistentes, como caldos o cocidos.

Negro (Kuromiso): su fermentación dura aproximadamente tres años y su gusto es intenso;

Miso de cebada: conocido como mugi y con un periodo de fermentación largo, mantiene el sabor y el aroma intenso de la cebada pero con toques más dulces.

Hatcho o mame miso: es el más concentrado; se elabora sólo a base de soja, con una fermentación de hasta tres años, y es muy oscuro. Desprende un olor muy intenso.

viendo o demasiado caliente, pues con ello se destruyen sus propiedades probióticas y enzimáticas, quedando solo como un mero saborizante de los platos.

Otro factor a tener en cuenta es su conservación. La pausterización destruye lo más apreciado desde el punto de vista dietético: las enzimas y microorganismos que contiene. Por ello es más recomendable consumirlo sin pausterizar y mantenerlo refrigerado. Debido a su alto contenido en sodio, las personas hipertensas deberán utilizarlo con moderación. Tampoco se recomienda para los bebés menores de un año.

Las personas celíacas o intolerantes al gluten, antes de consumirlo deberán cerciorase de que el miso que van a tomar está hecho solo de soja y no contiene cereales con gluten.

El aguamiel y el pulque

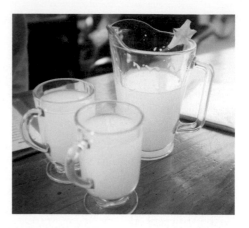

El aguamiel mexicano (no confundir con hidromiel, que también se le llama aguamiel), también conocido como sirope, tlachique, jarabe o miel de agave, es la savia que contiene el cogollo de las plantas conocidas como maguey; pertenecientes a la familia de los agaves, especialmente de los magueyes pulqueros.

El aguamiel es la materia básica con la que se fabrica el pulque, una bebida alcohólica de origen prehispánico que se consume todavía en el centro de México; contiene gran cantidad de azúcares y proteínas. También se usa en la elaboración de panes. A mediados del siglo pasado, el aguamiel fue desplazado por la masificación en el consumo de cerveza.

Para extraer el aguamiel el maguey ha de madurar primero unos ocho años. Se horada el cogollo con un cuchillo, y el tlachiquero (la persona dedicada a la extracción del aguamiel) introduce su acocote de forma alargada en el orificio, del cual fluye el aguamiel. Puede concentrarse en forma de jarabe, toma un color oscuro y posee un bajo índice glucémico.

El popular sirope de ágave que podemos encontrar en todas partes, se obtiene del ágave azul, y su proceso de extracción es distinto, ya que la planta es de cosecha y sus fructooligosacáridos son hidrolizados para generar un sirope alto en fructosa.

Al mezclar agua con miel y fermentarla con levadura, se obtiene aguamiel, una bebida alcohólica que frecuentemente se conoce como "vino de miel". Existen más de 30 clases diferentes de aguamiel.

El aguamiel es una bebida alcohólica, como muchos de estos probióticos, en este caso conviene tenerlo presente para valorar si la actividad de las bacterias ácido lácticas que contiene (*L. Citreum, L. Kimchii, L. Mesenteroides* entre otras) vale la pena como para recomendarlo para la salud. Entre las bacterias lácticas del pulque se encuentran: *L. casei, L. Brevis, L. Plantarum, Lactobacillus acidophilus*, etc.

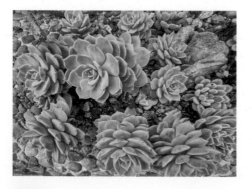

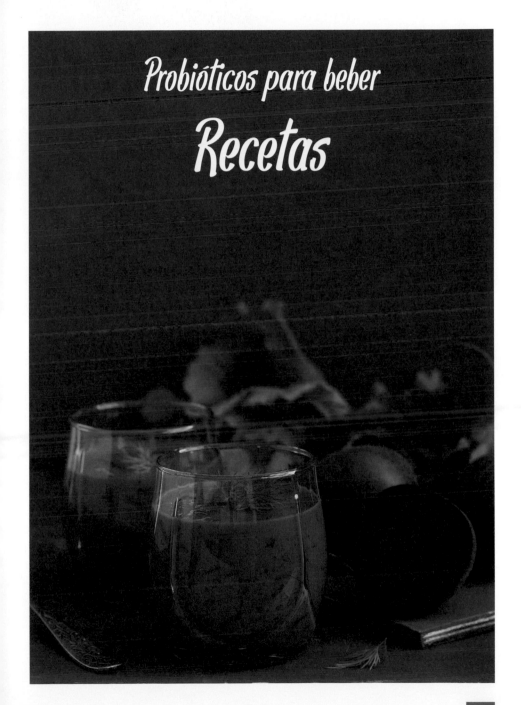

Probióticos para beber

Recetas

1. Recetas con zumos de verduras fermentadas

Kvas

INGREDIENTES:

• una remolacha grande, cortada en dados de 1,25 cm (unos 600 g)

• una cucharada de sal marina

• 1,9 litros de agua mineral o agua de pozo

También necesitas

• un tarro de 2 litros

• una pieza de tela de muselina o un paño de cocina

• una goma elástica

• un cucharón de mango largo para remover

1. Frota bien la remolacha con un paño o papel de cocina y trocéala en dados de 1,25 cm. También puedes cortarla en rodajas; lo importante es que cada trozo disponga de una buena cantidad de superficie.
2. Añade la remolacha troceada y la sal marina al tarro de 2 litros.
3. Llena el recipiente con agua mineral o agua de pozo y después cúbrelo con una tela de muselina o un paño de cocina. Asegúralo con la goma elástica.
4. Deja el tarro sobre una encimera o en una alacena durante un mínimo de 4 días hasta un máximo de 2 semanas, removiendo el contenido con frecuencia. Si permites que fermente durante algo más de tiempo, se formará moho en la superficie. Esto es normal. Retíralo con una cuchara y cuela el líquido antes de consumirlo. Aquellos que estén dando sus primeros pasos en la elaboración de kvas de remolacha, pueden

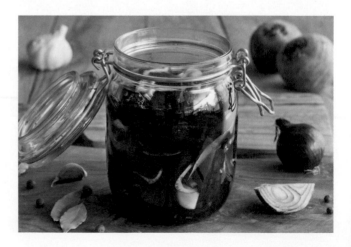

comenzar con una fermentación corta (de pocos días) y aumentar el tiempo de fermentado en procesos sucesivos. El líquido tendrá un olor ácido, al igual que su sabor, que ha de ser más ácido que salado. Presentará una efervescencia propia de las levaduras, por lo que se puede formar un poco de espuma gris en la superficie. Dicha espuma no es un indicador de que la bebida se haya estropeado. Simplemente, retírala con una cuchara, remueve la mezcla y continúa con la fermentación hasta que su sabor sea ligeramente ácido y presente una efervescencia leve.

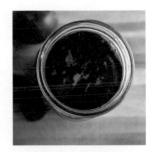

5. Cuando el zumo esté listo, cuélalo y sepáralo de la remolacha. Antes de beberlo, puedes mezclarlo con el zumo de otras verduras o diluirlo con agua.

Notas del chef

• Esta bebida fermentada es, probablemente, la más nutritiva y saludable de todas las seleccionadas en el libro, gracias a las vitaminas y minerales de la remolacha, que, junto a sus cualidades probióticas y antioxidantes, la convierten en un excelente recurso natural ante muchos tipos de cáncer.

• Es una bebida probiótica muy nutritiva que podemos hacer a base de remolacha fermentada; es muy apreciada en Rusia y en los países de Europa del este, donde se consume habitualmente. Su sabor es ácido, salado y terroso.

• Además, sus propiedades beneficiosas crecen gracias al proceso de fermentación. El kvas de remolacha favorece la desintoxicación hepática, regula los procesos digestivos, se puede utilizar para tratar las piedras en el riñón y es más hidratante que el agua.

• La betanina de la remolacha es depurativa y aumenta la cantidad de oxígeno que pueden transportar los glóbulos rojos.

• Puede ser que el sabor ácido del kvas no te resulte agradable al principio, pero no te preocupes. Puedes comenzar por añadirlo a una sopa, a un cóctel con tomate o ingredientes vegetales) o al aliño de la ensalada. El paladar se adaptará pronto a ese nuevo sabor.

• Podemos activar la fermentación de este kvas añadiendo un cultivo iniciador como el suero de leche, que ayudará a acelerar el proceso y a reducir la cantidad de sal necesaria.

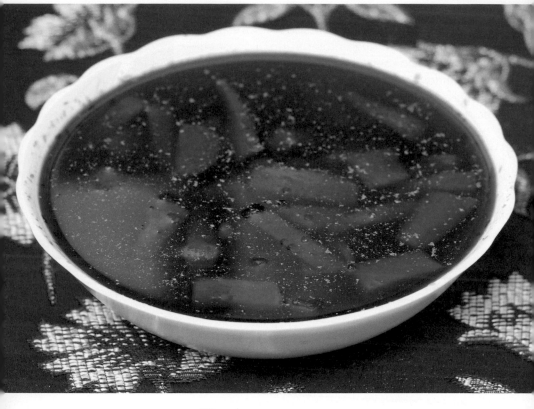

Zanahorias en kanji

INGREDIENTES:

- 2 remolachas rojas medianas
- 6 zanahorias medianas
- 2 y ½ cucharadas de mostaza en polvo (o de granos de mostaza recién molidos)
- 1 cucharadita de guindilla en polvo
- 2 litros escasos de agua tibia (mineral o filtrada)

1. Lava y pela las verduras. Córtalas en palitos del grosor de una patata frita y pásalas a un recipiente de cristal. Añade la mostaza y la guindilla en polvo a un frasco grande.

2. Agrega el agua tibia (filtrada) y remueve hasta que la mostaza y la guindilla en polvo se hayan disuelto.

3. Incorpora las remolachas y las zanahorias troceadas.

4. Cierra el frasco con la tapa o con una tela de muselina y una goma elástica.

5. Coloca el frasco en la ventana o en un lugar en el que pueda recibir directamente la luz del sol.

6. Deja que fermente durante 2 o 3 días, removiendo una o dos veces al día con una cuchara de madera limpia.

7. El kanji estará listo cuando su sabor sea ácido, hayan ascendido pequeñas burbujas desde el fondo y se haya formado espuma en la superficie.

Este proceso no debería tardar más de 3 días en una casa cálida ni más de 5 en una casa con una temperatura más baja.

8. Cuela el líquido y viértelo en vasos o botellas; si quieres, puedes comerte las verduras.

9. Refrigera el kanji y sírvelo enseguida. Si está embotellado herméticamente puedes conservarlo en la nevera durante siete días.

También necesitas:

• un frasco de 2 litros

• una pieza de tela de muselina o un paño de cocina

• una goma elástica

• un cucharón de mango largo para remover

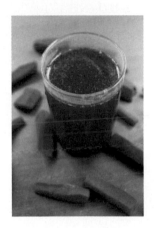

Notas del chef

• El kanji tiene su origen en el norte de la India, donde las bebidas ácidas y saladas son muy populares. Suele servirse como aperitivo o como acompañamiento durante las comidas.

• El kanji es todavía poco conocido entre nosotros, pero se trata de uno de los zumos vegetales fermentados que más se consumen en el mundo. Se suele elaborar con zanahorias fermentadas (sobre todo las de color morado) y especias para encurtir, pero también se puede utilizar otro tipo de verduras, como la remolacha.

• El recipiente para la fermentación se expone directamente a la luz solar durante unos cuantos días para que las enzimas naturales, las levaduras y los microbios del vegetal se liberen y se multipliquen.

• También está repleto de vitaminas, minerales y probióticos que ayudan a mantener una flora intestinal sana, lo que favorece la digestión y la absorción de nutrientes.

2. Recetas con vinagre de sidra de manzana

Gazpacho fácil de melocotón

Para 6 personas

INGREDIENTES:

• 1 kg de melocotones (750 g pelados y sin hueso)

• 200 g de pepino

• 100 g de pimiento rojo

• 50 g de cebolla tierna

• 1 o 2 dientes de ajo (al gusto)

• 10 g de vinagre de manzana

• 50 g de aceite de oliva virgen extra

• 1 c/c (cucharita de café) de sal marina

• 500 g de agua muy fría o hielo (o mitad y mitad)

1. Pelar y deshuesar los melocotones. Lavar, pelar y trocear el pepino. Lavar y trocear el pimiento y la cebolla. Picar el ajo.

2. Poner en el vaso de la batidora o robot de cocina la pulpa de los melocotones, junto a la verdura troceada y el aderezo de vinagre, el aceite de oliva virgen extra y sal. Triturar hasta que quede una crema muy fina (en la Thermomix 1 minuto, velocidad 7 a 10).

3. Corregir el aderezo, si procede, y llevar al frigorífico para que quede bien frío antes de servir. Si lo queremos más líquido podemos añadir agua fría o cubitos. Antes de servir, agitamos bien para que todo el gazpacho quede homogéneo.

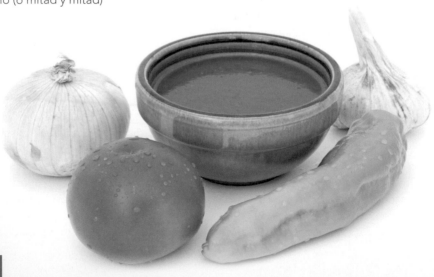

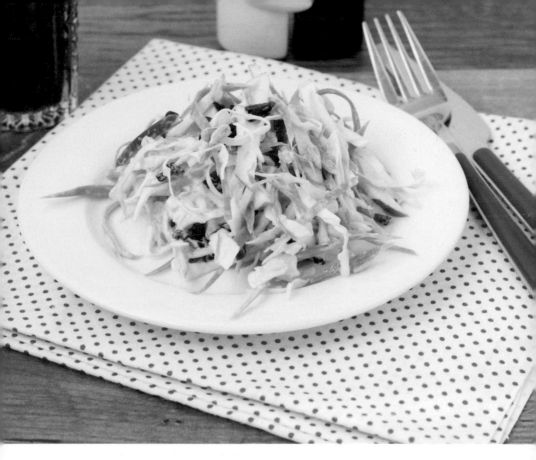

Ensalada de repollo, zanahoria, manzana y pasas

1. Cortar bien finito en repollo, enjuagar y escurrir. En una ensaladera poner las zanahorias y la manzana rallada.
2. Añadir el repollo bien escurrido y las pasas previamente enjuagadas.
3. Se pueden mezclar los condimentos en un tazón y luego aliñamos por encima de la ensalada. Es recomendable aderezarla unos minutos antes de llevar a la mesa.

Para 4 raciones

INGREDIENTES:

- ½ repollo blanco mediano
- 1 zanahoria grande o dos chicas
- 1 manzana verde
- ½ taza de pasas de corinto sin semillas

Para aderezar

- mayonesa y crema de leche (cantidad a gusto)
- sal y pimienta recién molida
- vinagre de manzana y aceite de girasol

3. Recetas con kéfir

Kéfir de chai con sirope de arce

INGREDIENTES:

• 1 ó 2 cucharadas de sirope de arce natural

• 1 cucharadita de especias para té chai

• 720 ml de kéfir casero

Mezcla casera de especias para té chai:

• 2 cucharaditas de canela

• 1 cucharadita de cardamomo en polvo

• 1 cucharadita de jengibre en polvo

• ½ cucharadita de nuez moscada en polvo

• ¼ de cucharadita de clavo de olor, molido

• una pizca de pimienta negra

1. Combina todos los ingredientes de la receta en una jarra y remueve hasta que las especias hayan quedado bien mezcladas.

2. También puedes batirlos con un robot de cocina o una batidora.

Notas del chef

• Puedes convertir esta receta en un té chai de vainilla añadiendo las semillas de una vaina de vainilla y mezclándolas con el resto de los ingredientes. Esta bebida se conserva en la nevera hasta 5 días. Remueve antes de tomarla.

• Podemos utilizar lo que sobre para otras recetas de repostería, para añadirla al chocolate caliente o al café o para aportar sabor a la kombucha, al yogur o al jun.

• Para obtener un sabor a té chai puro, puedes elaborar tu propia mezcla de especias en casa.

• Como endulzante natural, el sirope de arce le aporta una suntuosidad especial y además es muy saludable. Contiene manganeso y zinc, beneficiosos para el sistema inmunitario y el sistema reproductor masculino.

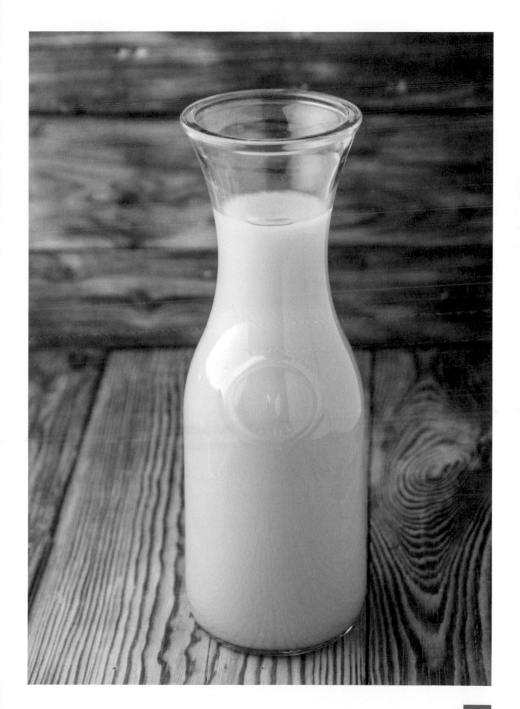

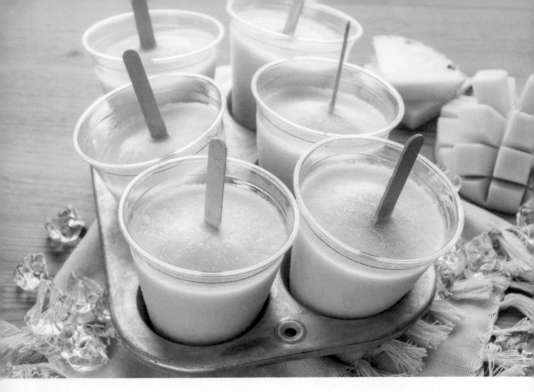

Mango kéfir

INGREDIENTES:

- 1 mango maduro, pelado, sin el hueso y troceado (unos 200 g)
- 2 cucharaditas de sirope de agave, opcional
- 480 ml de kéfir

1. Añade los tres ingredientes al vaso de una batidora y bate hasta conseguir una mezcla homogénea y sedosa.

2. Como alternativa, puedes batir el mango y el néctar de agave con una batidora de alta potencia y añadir el resultado a una base de kéfir para disfrutar de un postre por capas.

3. Se conserva bien en la nevera hasta 5 días. Remueve bien antes de tomarla.

Notas del chef

Este kéfir es similar al lassi de mango (la bebida tradicional de la India que se prepara a base de yogur), y tiene un sabor muy agradable. Los mangos han de ser dulces y maduros. Aparte de su maravilloso sabor, los mangos son muy nutritivos. Contienen vitaminas A y C en abundancia, así como antioxidantes y enzimas que previenen un sinfín de enfermedades. También limpian los poros, lo que los convierte en un tratamiento ideal para el acné, tanto si se aplican de forma tópica como si se ingieren.

Kéfir de chocolate

1. Calienta la leche, el cacao puro en polvo y el azúcar en una cazuela pequeña a fuego medio. Remueve constantemente para que el cacao y el azúcar se disuelvan. No dejes que la mezcla hierva. Una vez disueltos los grumos de cacao, retira la cazuela del fuego y deja que el contenido se enfríe. Puedes acelerar el proceso refrigerándolo en la nevera.

2. Cuela 480 ml de kéfir en un frasco o en un vaso.

3. Una vez que la mezcla de chocolate se haya enfriado, combínala con el kéfir. Remueve hasta que ambos se fusionen. Esta bebida se conserva en la nevera hasta 5 días.

INGREDIENTES:

- 120 ml (½ taza) de leche
- 2 cucharadas de cacao puro en polvo

(podemos sustituir el cacao puro en polvo por chocolate en polvo, pero el sabor será diferente)

- 3 cucharadas de azúcar
- 480 ml de kéfir

Notas del chef

- El kéfir de chocolate es un capricho decadente y una buena alternativa a todas las recetas de kéfir con sabor a fruta. A pesar de que se parece más a un postre, también es muy saludable.
- El cacao puro en polvo está considerado un superalimento natural. Se trata de chocolate crudo, antes de que se le añada aceite, leche o azúcar. El cacao puro en polvo contiene antioxidantes y afecta además a los receptores relacionados con el placer; por eso provoca felicidad; incluso tiene la capacidad de acelerar el metabolismo.
- Si quieres una bebida más saludable puedes endulzar con néctar de agave, pero el azúcar funciona mejor en cuanto a la textura y el gusto.

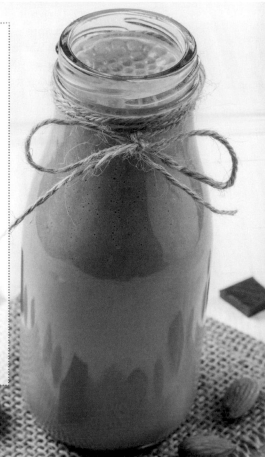

4. Recetas con kéfir de agua

Limonada de kéfir

INGREDIENTES:

• 120 ml de zumo de limón recién exprimido (el zumo de unos 4 limones)

• 60 ml de agua

• 50 g de azúcar

• 1,9 litros de kéfir de agua

1. Calienta el zumo de limón, el agua y el azúcar en una cazuela a fuego lento para que el azúcar se disuelva.

2. Espera a que la mezcla se enfríe hasta alcanzar la temperatura ambiente. Si quieres acelerar el proceso, viértela en un cuenco y refrigérala en la nevera.

3. Combina la mezcla de limón y azúcar con el kéfir de agua en una jarra grande.

4. Después transfiérela a varias botellas con cierre hermético.

5. Cierra las botellas y déjalas reposar a temperatura ambiente durante 2 o 3 días para que se produzca la fermentación secundaria (o, simplemente, mételas en la nevera; también puedes servirlas en el acto).

6. Refrigera la limonada de kéfir y sírvela bien fría.

Notas del chef

• Además de la limonada probiótica (ver pág. 132), no hay que olvidar que también se puede elaborar limonada de kéfir. Esta es una receta ideal para aquellos que nunca han probado el kéfir de agua, ya que gracias al limón se obtiene una bebida muy refrescante. Es muy sencilla de hacer y resulta perfecta para los recién iniciados en el mundo de las bebidas probióticas.

• También gusta a los adolescentes, que todavía no tienen preparado el paladar para bebidas más fuertes, como la kombucha.

• Esta limonada, incluso tras una segunda fermentación, no tiene muchas burbujas.

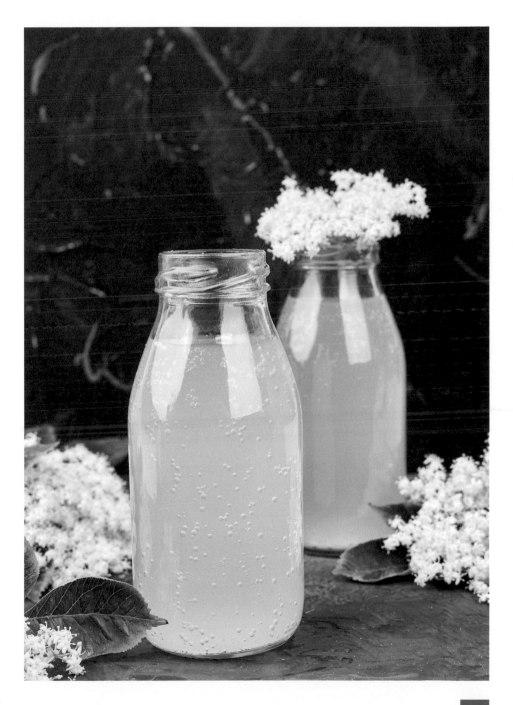

5. Recetas con yogur

Yogur griego casero

INGREDIENTES:

• 900 g de yogur casero

se puede utilizar yogur casero elaborado a base de leche entera, desnatada o semidesnatada, pero la leche entera es la que produce un resultado más denso y cremoso.

y también:

• un cuenco grande

• una pieza grande de tela de muselina

• dos o tres gomas elásticas

1. Dobla la tela de muselina por la mitad (para que tenga más grosor) y colócala sobre un cuenco grande.

2. Vierte el yogur encima de la tela de muselina.

3. Une las cuatro puntas de la tela. El yogur tiene que quedar en el interior. Cierra la tela con ayuda de una goma elástica.

4. Una vez que has asegurado el hatillo, utiliza otra goma elástica para colgarlo de una balda o una estantería sobre el cuenco, para que la gravedad ayude a drenar el suero (el líquido) del yogur.

5. Deja la tela con el yogur colgada sobre el cuenco de 45 minutos a 1 hora.

6. Transcurrido ese tiempo, retira la goma elástica y abre la tela de muselina.

Ya tienes un yogur griego hecho en casa.

7. ¿Recuerdas el suero de leche obtenido del yogur? No lo tires. Está repleto de probióticos y lo puedes utilizar para hacer la limonada lactofermentada (ver pág. 79).

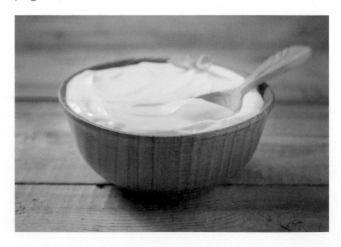

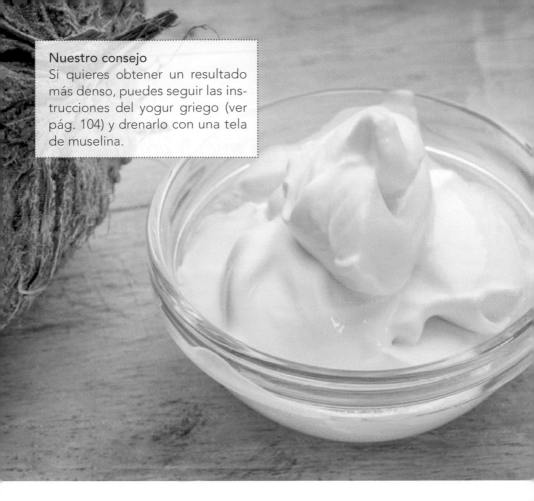

Nuestro consejo
Si quieres obtener un resultado más denso, puedes seguir las instrucciones del yogur griego (ver pág. 104) y drenarlo con una tela de muselina.

Yogur de leche de coco (no lácteo)

1. Calienta la leche de coco en una cazuela mediana hasta 80-82 °C. No dejes que hierva.

2. Una vez alcanzada la temperatura deseada, retira la cazuela del fuego y deja que la leche se temple hasta alcanzar los 43-46 °C. Incorpora 170 g de yogur de coco.

3. Vierte la mezcla en un recipiente de 1 litro o en dos de medio litro. Tapa los recipientes.

4. Colócalos en una cazuela con agua caliente y comprueba que la temperatura oscila entre los 48-51 °C.

5. Deja que el yogur fermente durante 9 horas.

INGREDIENTES:

• 2 botes de 400 ml de leche de coco entera

• 170 g de yogur natural de leche de coco (comercial)

Yogur con miel y vainilla

INGREDIENTES:

- 800 g de yogur natural entero o yogur griego
- las semillas de 2 vainas de vainilla
- 100 g de miel

1. Corta las vainas de vainilla por la mitad y después abre cada mitad a lo largo con la punta del cuchillo.

2. Con el mismo cuchillo, extrae las diminutas semillas negras que encontrarás en su interior y agrégalas al yogur. Remueve bien para que se mezclen.

3. Añade la miel al yogur y remueve de nuevo para que todos los ingredientes queden incorporados.

Nuestro consejo

- Si la miel ha cristalizado o está dura por el frío, puedes calentarla en una cazuela para que recupere su consistencia líquida. Deja que se temple a temperatura ambiente antes de incorporarla al yogur.
- Esta receta se conserva en la nevera hasta 2 semanas.
- Este yogur saludable de sabor delicioso puede tomarse solo, o utilizarlo para hacer parfaits de granola y fruta ,o como sustituto de la leche en diferentes elaboraciones de repostería. También lo podemos incorporar a la masa de las tortitas junto con un poco de leche para obtener un resultado más denso, cremoso y ligeramente agrio.

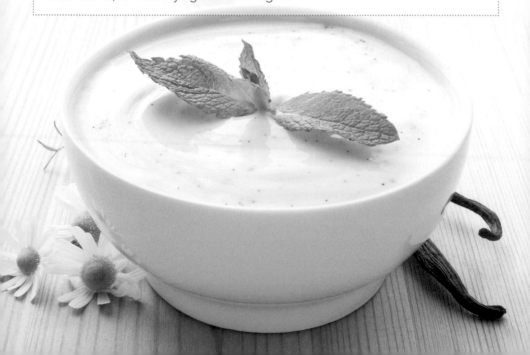

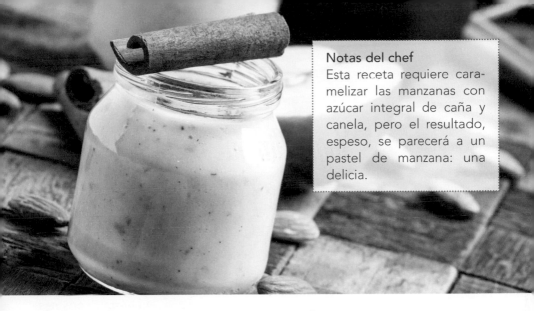

Yogur de manzana y canela

1. Pon las manzanas troceadas, la canela, una cucharada de agua y un pellizco de sal en una cazuela mediana.

2. Calienta a fuego medio con la cazuela tapada y remueve cada dos minutos. Las manzanas comenzarán
a hervir y a soltar sus jugos.

3. Después de unos 10 minutos, agrega el azúcar
moreno, la cucharada de agua restante y reduce el
fuego al mínimo. Sigue con la cocción y la cazuela
tapada hasta que las manzanas pierdan su forma y se
caramelicen, unos 8-10 minutos. Si las manzanas se
pegan al fondo de la cazuela, añade más agua, una
cucharada cada vez. Algunos trozos de manzana no
se desharán, pero eso conferirá una textura fabulosa
al yogur.

4. Una vez que las manzanas estén listas, añade el extracto de vainilla, remueve y apaga el fuego.

5. Deja que la mezcla se enfríe y, después, transfiérela
a un recipiente. Refrigera en la nevera hasta que se
haya enfriado por completo.

6. En un cuenco, combina 150 g de yogur casero por
persona con las manzanas caramelizadas.

7. Adorna con algunas nueces y sirve.

Este yogur se conserva en la nevera hasta 1 semana.
Remueve bien antes de consumirlo.

INGREDIENTES:

• 600 g de yogur natural
entero o de yogur
griego

• 3 manzanas peladas y
troceadas en dados

• 2 cucharadas de agua,
por separado

• un pellizco de sal

• 3 cucharadas de azúcar
integral

• ½ cucharadita de
canela en polvo

• ½ cucharadita de
extracto puro de vainilla

• nueces, para
acompañar

Yogur, limón y sirope de ágave

Para 1 litro (aprox)

INGREDIENTES:

- 900 g de yogur entero natural o yogur griego
- 2 cucharadas de zumo de limón recién exprimido
- la ralladura de 1 limón
- 100 g de sirope de agave

1. Bate el zumo y la ralladura de limón con el néctar de agave en un cuenco pequeño.
2. Vierte el resultado en un tarro o cuenco y mézclalo con el yogur.

Este yogur se conserva en la nevera hasta 2 semanas.

Nuestro consejo

- Este yogur de limón es ácido, fresco, dulce y está repleto de vitamina C. Además, es muy sencillo de elaborar, sano y gusta a los niños y a todo el mundo. Su textura cremosa y suave lo convierte en la opción perfecta para aquellos a los que no les gusta encontrar trozos de fruta o pulpa en el yogur.
- Añadir este yogur de limón a tus smoothies es una idea magnífica. Les aporta un ligero toque refrescante, lo que ayuda a acentuar los sabores de las otras frutas. Prueba el smoothie de fresa y mango con el yogur de limón o elabora un parfait con muesli casero y clementinas.

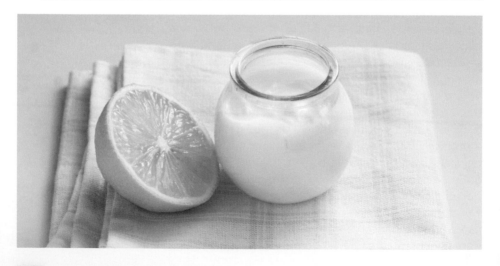

6. Recetas con kombucha

Kombucha de granada (kombucha y zumo)

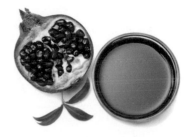

1. Combina la kombucha y el zumo en una jarra grande o en un tarro y remueve bien.

2. Transfiere el resultado a varias botellas con cierre hermético y déjalas reposar en un lugar cálido y oscuro durante 2 o 3 días para que se produzca la fermentación secundaria.

3. Refrigera la kombucha para ralentizar el proceso fermentativo. Si añades zumo a la kombucha antes de la fermentación secundaria, el resultado no será tan efervescente como si añadieras fruta fresca con pulpa. La kombucha reacciona con más fuerza durante la segunda fermentación si se le agregan ingredientes con textura, dando lugar a una bebida más gasificada. No obstante, añadir zumo aporta un gran sabor, es saludable y muy sencillo.

Para unos 3,5 litros de kombucha

INGREDIENTES:

• 240 ml de zumo de granada 100% natural (o el zumo que prefieras)

• 2,85 litros de kombucha

Notas del chef

• El zumo de granada aporta dulzor, acidez y gran cantidad de antioxidantes.

• Cuando hagas las primeras tandas de kombucha prueba de añadir diferentes zumos cien por cien naturales, como zumo de granada, pera, arándanos azules y arándanos rojos. Se trata de una manera muy sencilla y rápida de añadir sabores, además de vitaminas, minerales y antioxidantes.

• En general, 240 ml de zumo por cada 3,78 litros o una cantidad ligeramente inferior (2,85 litros) de kombucha será suficiente para que se produzca la fermentación secundaria.

Kombucha de limón y jengibre

INGREDIENTES:

- 960 ml de agua
- 3 cucharadas de jengibre fresco rallado
- 100 g de azúcar integral de caña
- 2,85 litros de kombucha
- 3 cucharadas de zumo de limón recién exprimido

1. Pon el agua y el jengibre rallado a una cazuela y llévalos a ebullición. Reduce el fuego a temperatura media y mantén el hervor durante unos 5 minutos para que el jengibre transfiera su sabor al agua.

2. Retira la cazuela del fuego y añade el zumo de limón y el azúcar. Remueve bien hasta que el azúcar se disuelva.

3. Espera a que el contenido de la cazuela se enfríe hasta alcanzar la temperatura ambiente. Esto hará que el jengibre aporte todo su sabor a la infusión.

4. Cuando la infusión de jengibre se haya enfriado, trasvásala a una jarra o tarro y combínala con la kombucha (dependiendo del tamaño de la jarra puede que necesites realizar este paso por partes).

5. Remueve la kombucha y la infusión de jengibre y después transfiere la mezcla a unas botellas de cristal. Reparte el jengibre entre todas las botellas. Ciérralas bien.

6. Deja reposar las botellas en un lugar cálido y oscuro de 2 a 4 días para que se produzca la fermentación secundaria. Una vez concluido el proceso, refrigera la kombucha para ralentizar la fermentación.

7. Antes de beberla, cuélala con un colador fino para separar el jengibre y la nueva capa de scoby que se habrá formado. Desecha el jengibre y, a continuación, disfruta de esta bebida tan sana.

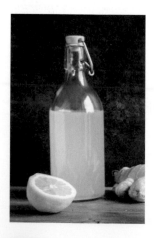

Notas del chef

• Cuando se combinan, el jengibre y el limón producen un delicioso sabor. Y va bien tomar kombucha de limón y jengibre durante el invierno, la estación de los resfriados. Tanto el limón como el jengibre son muy efectivos para combatirlos y en general ayuda a activar el sistema inmunitario.

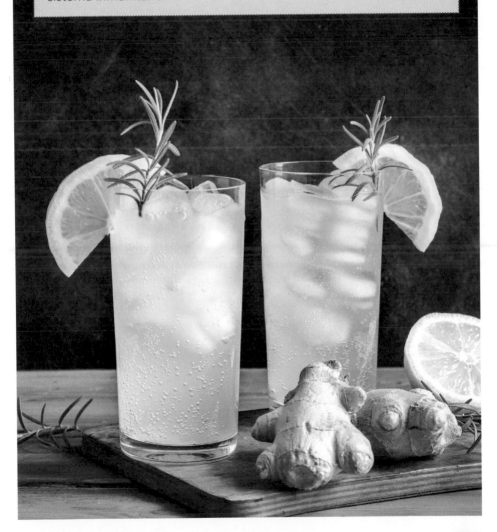

Kombucha floral

INGREDIENTES:

- 720 ml de agua
- 3 bolsas de té de jazmín
- 100 g de azúcar
- 2,85 litros de kombucha

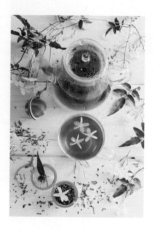

1. Hierve el agua en una cazuela. A pesar de que la kombucha fermenta mejor con té cien por cien negro, para la segunda fermentación se pueden utilizar otras variedades de té de sabores. Puedes añadirlos en bolsitas o en hojas sueltas.

2. Añade las bolsitas de té y deja que infusionen durante 5-8 minutos.

3. Incorpora el azúcar y remueve para que se disuelva.

4. Espera a que la infusión se enfríe hasta alcanzar la temperatura ambiente. Para acelerar el proceso, puedes introducir la cazuela con el té en un recipiente con cubitos de hielo o refrigerarlo en la nevera.

5. Combina la infusión de jazmín con la kombucha en una jarra grande y remueve.

6. Vierte la mezcla en varias botellas con cierre hermético y ciérralas.

7. Deja que las botellas reposen en un lugar cálido y oscuro de 2 a 4 días para que se produzca la fermentación secundaria.

8. Una vez finalizada, refrigera las botellas. Cuando vayas a beberlas, ábrelas con cuidado, ya que se puede haber acumulado presión en el interior.

Notas del chef
- Es una bebida relajante de excelente aroma y sabor. El jazmín le da un sabor suave y floral a la kombucha durante la segunda fermentación.

Kombucha de té, manzana y canela

1. Vierte 960 ml de agua a una cazuela y llévalas a ebullición.

2. Retira el agua del fuego, añade las bolsas de té con sabor a manzana y déjalas en infusión de 5 a 8 minutos.

3. Agrega el azúcar y remueve para que se disuelva.

4. Espera a que el té de manzana azucarado se enfríe hasta alcanzar la temperatura ambiente. Puedes acelerar el proceso refrigerándolo en la nevera o colocándolo sobre un cuenco con hielo.

5. Corta las láminas de manzana deshidratada por la mitad e introduce dos mitades en cada botella antes de rellenarlas con la kombucha. Cierra las botellas.

6. Déjalas reposar en un lugar cálido y oscuro de 2 a 4 días para se produzca la fermentación secundaria.

7. Refrigera la kombucha en la nevera. Antes de beberla, cuélala para retirar la pequeña cantidad de scoby que se habrá formado.

INGREDIENTES:

- 4 bolsitas de té con sabor a manzana
- 960 ml (4 tazas) de agua
- 1 cucharadita de canela en polvo
- 1/8 cucharadita de nuez moscada en polvo
- 100 g de azúcar
- 90 g de rodajas de manzana deshidratadas sin conservantes
- 2,85 litros de kombucha

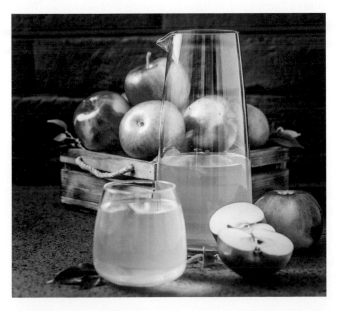

Kombucha de salvia y frutos del bosque

INGREDIENTES:

• 400 g de moras maduras

• 15-20 hojas grandes de salvia, picadas

• 65 g de azúcar integral de caña

• 2,85 litros de kombucha

1. Calienta las moras a fuego medio en una cazuela tapada. A medida que se vayan calentando, observarás que comienzan a burbujear y a ablandarse. Tritúralas con un tenedor.

2. Una vez que hayas obtenido un zumo pulposo, añade el azúcar y la salvia y llévalos a una ebullición suave.

3. Reduce el fuego a intensidad media-baja, vuelve a tapar la cazuela y deja que se fusionen los sabores durante 15-20 minutos. No te pases con la cocción o la mezcla espesará en exceso.

4. Deja reposar unas botellas de kombucha en un lugar cálido y oscuro de dos a cuatro días para que se produzca la fermentación secundaria.

5. Combina la kombucha y la mezcla de moras y salvia en un recipiente o en una jarra grande. Mezcla bien y transfiere el líquido a unas botellas con cierre hermético, incluyendo la pulpa de moras y las hojas de salvia. Cierra las botellas.

6. Permite que reposen en un lugar cálido y oscuro durante 2 o 3 días para que se produzca la fermentación secundaria. Cuanto más tiempo repose la kom-

---

Notas del chef.

• Las ácidas y dulces moras aportan un toque alegre a la kombucha, ya que producen una bebida más burbujeante y la dotan de un sabor más intenso. Y la salvia le proporciona un suave tono terroso.

• Las moras son ricas en antioxidantes y fibra. Facilitan la digestión y favorecen la salud cardiovascular.

• La salvia también es rica en antioxidantes y resulta muy beneficiosa para la salud: es antiinflamatoria, se puede usar como antiséptico, alivia las reacciones alérgicas y las picaduras de mosquito…

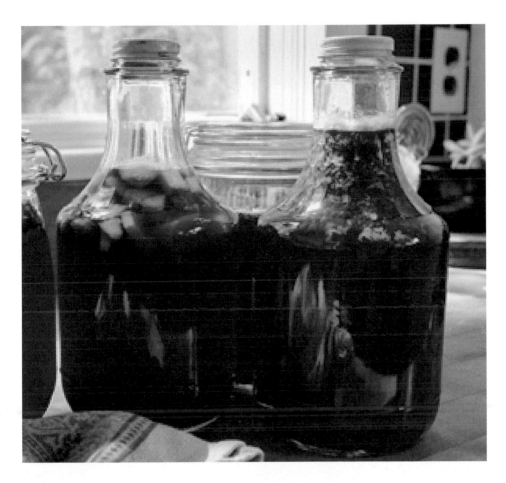

bucha, más azúcar consumirán los probióticos, lo que dará como resultado una bebida menos dulce y más gaseosa.

7. Refrigera la kombucha durante 24 horas después de que se haya completado la fermentación secundaria. Esto ralentizará la fermentación, pero no la detendrá por completo. Cuanto más tiempo repose en la nevera, más burbujas se producirán.

8. Antes de beber la kombucha, cuélala con un colador fino para separar las hojas de salvia, la pulpa de las moras y el pequeño scoby que haya podido formarse durante la fermentación secundaria.

Pineapple kombucha

INGREDIENTES:

• 400 g de piña troceada en dados de ½ o 1 cm

• 2,85 litros de kombucha

1. Reparte los dados de piña entre las botellas que vayas a utilizar para envasar la bebida.

2. Transfiere la kombucha a las botellas con la piña.

3. Cierra las botellas y déjalas en un lugar oscuro y cálido (un armario, por ejemplo).

4. Permite que reposen durante 2 o 3 días para que se produzca la fermentación secundaria.

5. Refrigera la kombucha durante al menos 24 horas antes de beberla. Si la dejas en la nevera más de 1 día obtendrás una bebida más efervescente.

Notas del chef

• Al añadir la piña troceada a la kombucha antes de la segunda fermentación, se obtiene una bebida muy gasificada. Cuanto más ácida es la fruta, mayor es la efervescencia de la kombucha. Utilizaremos siempre botellas de vidrio y en este caso mejor con tapón de rosca, ya que después de la fermentación secundaria se produce tanta presión que si se utilizan botellas con cierre de estribo, al abrirlas, el líquido saldrá con fuerza.

• Con los tapones de rosca se puede regular la velocidad de apertura de la botella y, mientras la abres, se va liberando la presión poco a poco.

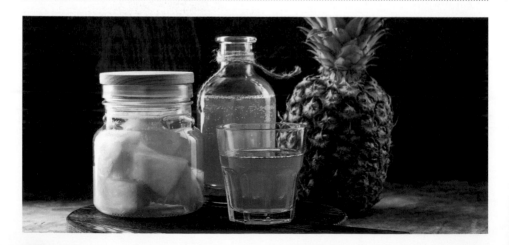

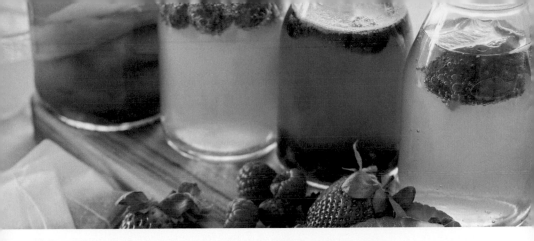

Kombucha de menta y frutos rojos

1. Retira las hojas de menta de los tallos y, con las manos, rómpelas en pedazos (en mitades o tercios).
2. Añade las frambuesas, la menta, el azúcar y el agua a una cazuela pequeña y hierve a fuego medio.
3. Tritura las frambuesas con un tenedor hasta que hayan perdido la forma.
4. Reduce el fuego a temperatura media y deja que la mezcla continúe hirviendo con suavidad durante unos 5 minutos, para que la menta infusione.
5. Retira la cazuela del fuego y espera a que la mezcla se enfríe hasta alcanzar la temperatura ambiente. Para acelerar el proceso, transfiérela a un cuenco o a un vaso e introdúcela en la nevera.
6. Combina las frambuesas y la menta con la kombucha en una jarra grande.
7. Remueve bien y, a continuación, repártela en botellas.
8. Con ayuda de una cuchara, añade a las botellas la pulpa de frambuesas y menta que ha quedado en el fondo del cuenco; intenta distribuirla entre las distintas botellas de manera equitativa.
9. Deja reposar las botellas en un lugar oscuro y templado de 2 a 4 días, para someter a la kombucha a la fermentación secundaria.
10. Refrigérala durante al menos 24 horas antes de beberla. Cuanto más esperes, más efervescente será el resultado.
11. Cuando la kombucha esté lista, cuélala con un colador fino para separar la pulpa y el pequeño scoby que se haya formado. ¡Disfruta!

INGREDIENTES:

- 185 g de frambuesas (o vuestros frutos rojos favoritos)
- 25 g de hojas de menta fresca picadas
- 100 g (o taza) de azúcar
- 60 ml de agua
- 2,85 litros de kombucha

Notas del chef

Esta combinación de frambuesas y menta nos da una refrescante bebida dulce y ligeramente ácida, de sabor intenso. Es una bebida siempre apetecible, pero más en verano, la temporada óptima de las frambuesas.

Kombucha de higos

Para unos 3,5 litros de kombucha

INGREDIENTES:

- 6 higos maduros, picados finamente
- 2,85 litros de kombucha

1. Añade un higo picado a cada botella de kombucha de ½ litro
2. Cierra las botellas y déjalas reposar en un lugar cálido y oscuro durante dos días para que se produzca la fermentación secundaria.
3. Refrigera la kombucha de higos durante 24 horas para obtener un mejor resultado.
4. Antes de beberla, cuélala con un colador fino para retirar la pulpa de higo (y el scoby que se haya podido formar). ¡Que la disfrutes!

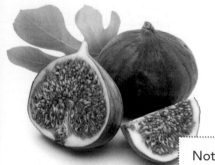

Notas del chef

- Esta bebida es burbujeante, dulce y muy original. Utiliza un higo por cada botella de medio litro y de esta manera podrás adaptar la receta a la cantidad que desees conseguir. Si utilizas los 2,85 litros de kombucha, obtendrás 6 botellas (recordemos que no hay que llenarlas por completo).
- Incorporar higos a la kombucha, los smoothies e incluso a algunos productos de repostería es una manera excelente de aportar dulzor de manera natural.
- Los higos son ricos en fructosa y presentan un sabor muy sutil, por lo que resultan perfectos para añadir intensidad sin que enmascaren el sabor del resto de los ingredientes.

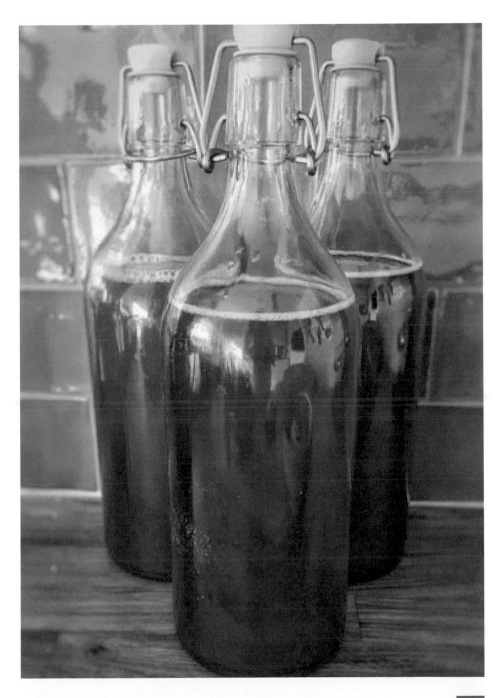

7. Recetas con jun

Jun de albahaca y arándanos

INGREDIENTES:

- 400 g de arándanos azules frescos
- 25 g de hojas de albahaca, picadas
- 2 cucharadas de miel
- 120 ml de agua
- 2,85 litros de jun

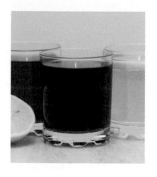

1. Pon en una cazuela los arándanos, las hojas de albahaca, el agua y la miel. Tapa y lleva a ebullición.

2. Reduce el fuego y deja que hierva suavemente durante 5 minutos para fusionar los sabores.

3. Retira la cazuela del fuego y espera a que la mezcla alcance la temperatura ambiente. Para acelerar el proceso, pásala a un cuenco y refrigérala en la nevera.

4. Combina la mezcla de arándanos y albahaca con el jun en una jarra. A continuación, transfiere el jun a unas botellas de cristal con cierre hermético. Ciérralas bien.

5. Deja reposar las botellas a temperatura ambiente en un lugar oscuro durante dos días para que se produzca la fermentación secundaria.

6. Para disfrutar de un mejor resultado, refrigera las botellas en la nevera durante 24 horas antes de consumir el jun.

7. Cuando vayas a tomarlo, cuélalo con un colador fino para separar la pulpa de los arándanos y las hojas de menta del líquido.

Notas del chef
- Combinar hierbas aromáticas y frutas para producir nuevos sabores (como la albahaca con arándanos azules) ofrece unos resultados excelentes.

Jun de flores

1. Calienta el agua en una cazuela hasta que hierva.

2. Después añade los capullos de rosa secos y deja que infusionen durante 10 minutos.

3. Incorpora la miel y espera hasta que el té de rosas alcance la temperatura ambiente (puedes refrigerarlo para acelerar el proceso).

4. Combina el té de rosas y el jun en una jarra grande (incluidos los capullos de rosa).

5. Transfiere el jun de rosas a varias botellas con cierre hermético. Distribuye los capullos entre ellas de manera equitativa. Seguirán aportando sabor durante la fermentación secundaria.

6. Cierra bien las botellas y déjalas reposar en un lugar oscuro y cálido durante 2 o 3 días.

7. Para obtener un mejor resultado, refrigéralas durante al menos 24 horas antes de consumir el jun.

8. Cuando esté listo, cuélalo con un colador fino para separar los capullos de rosa y el scoby que se haya podido formar durante la segunda fermentación.

INGREDIENTES:

- 1,2 litros de agua mineral o filtrada
- 200 g de capullos de rosa secos
- 165 g de miel
- 2,85 litros de jun

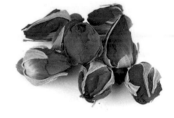

Notas del chef

- El agua de rosas se utiliza en repostería con cierta frecuencia; cuando infusionamos sus pétalos en una taza de té se obtiene un delicioso aroma con propiedades calmantes. El té de rosas presenta algunos beneficios medicinales.

- Es un laxante natural rico en antioxidantes que purifica el hígado y la vesícula biliar, es antidepresivo y contiene abundantes vitaminas C, D, K y E.

- Junto a los probióticos del jun aporta equilibrio y regularidad al tracto digestivo, ayuda a mantener una flora intestinal sana y es un potente remedio para aliviar molestias gástricas.

Jun de té chai

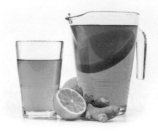

INGREDIENTES:

- 960 ml de agua
- 3 bolsitas de té verde
- 85 g de miel
- 4 cucharaditas de especias para té chai (puedes comprarlas ya mezcladas o probar la receta que encontrarás a continuación)
- 2,85 litros de jun
- Las semillas de 2 vainas de vainilla (opcional)

Mezcla casera de especias para té chai

(se puede añadir las sobras de la mezcla de especias para té chai a otras bebidas o elaboraciones de repostería).

- 2 cucharaditas de canela en polvo
- 1 cucharadita de cardamomo molido
- 1 cucharadita de jengibre en polvo
- ½ cucharadita de nuez moscada en polvo
- ¼ cucharadita de clavos molidos
- 1 pizca de pimienta negra

1. Calienta 960 ml de agua en una cazuela y llévalas a ebullición.

2. Retírala del fuego y añade 3 bolsitas de té; deja que infusionen durante 5-8 minutos.

3. Si vas a añadir las semillas de vainilla, realiza una incisión con un cuchillo a lo largo de cada una de las vainas con mucho cuidado. Abre las vainas y extrae las semillas que se encuentran en su interior con la punta del cuchillo. Agrégalas al té y remueve.

4. Incorpora la miel y la combinación de especias y remueve hasta que se disuelvan.

5. Espera a que la mezcla se enfríe hasta alcanzar la temperatura ambiente.

6. Combina 1,9 litros de jun y el té chai en un recipiente grande. Remueve bien y transfiere la mezcla a varias botellas con cierre hermético.

7. Deja reposar las botellas cerradas en un lugar oscuro a temperatura ambiente durante 2 o 3 días.

8. Refrigera el jun durante 24 horas antes de beberlo para disfrutar de un mejor resultado.

Notas del chef

Parece mentira cómo una pizca de especias puede transformar por completo el sabor de una bebida. Para los amantes del té chai, constituye un añadido perfecto al jun o a la kombucha. Se trata de una de las recetas más fáciles de hacer y el resultado es una bebida con un equilibro perfecto de dulzor y sabor especiado.

El preparado de especias para el té chai también se puede añadir a elaboraciones de repostería, al cacao caliente o a una buena taza de café o café de cereales durante las estaciones más frías.

Jun de hibisco

1. Calienta el agua en una cazuela pequeña hasta que hierva.
2. Añade las flores de hibisco, retira la cazuela del fuego, tapa y deja que las flores infusionen durante 8 minutos.
3. Agrega la miel y remueve.
4. Espera a que el té se enfríe hasta alcanzar la temperatura ambiente.
5. Una vez que se haya enfriado, añádelo (desechando previamente las flores de hibisco) junto con el jun a un recipiente grande y remueve bien.
6. Embotella el jun de hibisco en botellas esterilizadas con cierre hermético.
7. Deja reposar las botellas bien cerradas a temperatura ambiente durante 2 o 3 días.
8. Refrigéralas al menos 24 horas antes de consumirlas para obtener un resultado más efervescente.

INGREDIENTES:
- 1,4 litros de agua
- 130 g de flores de hibisco
- 165 g de miel
- 2,85 litros de jun

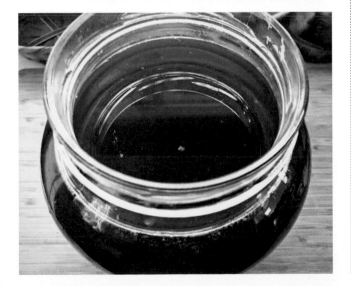

Notas del chef

En infusión, el hibisco produce una bebida dulce, ácida y alimonada, muy refrescante y floral. El té de hibisco presenta un alto contenido en antioxidantes, vitamina C y es bueno para el corazón. Contiene una amilasa que evita que el azúcar pase a la sangre y podría ayudar a perder peso.

Jun superfood verde

INGREDIENTES:

- 2,85 litros de jun
- 40 g de polvo verde de superalimento

1. Añade el jun a una jarra grande junto con el polvo verde elegido.

2. Remueve bien hasta que el polvo se haya disuelto completamente en el agua.

3. Transfiere el jun verde a unas botellas con cierre hermético y ciérralas.

4. Deja reposar las botellas en un lugar cálido y oscuro durante 2 o 3 días.

5. Refrigera las botellas para ralentizar la fermentación secundaria. Antes de beber el jun, cuélalo con un colador fino para separarlo del scoby que se haya podido formar durante el proceso.

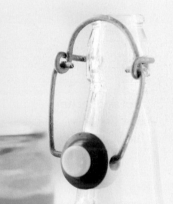

Notas del chef

- Los superalimentos en polvo para bebidas verdes contienen una gran concentración de verduras y fruta, lo que garantiza una ingente cantidad de nutrientes en una cucharada.
- Estos superalimentos en polvo contienen fructosa natural de la que se nutren los probióticos del jun, por lo que se pueden utilizar en la fermentación secundaria para obtener un resultado ligeramente efervescente.

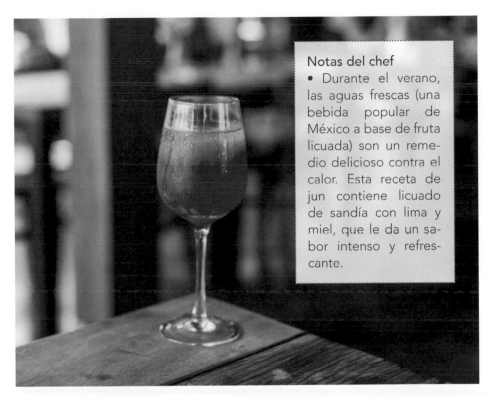

Notas del chef
• Durante el verano, las aguas frescas (una bebida popular de México a base de fruta licuada) son un remedio delicioso contra el calor. Esta receta de jun contiene licuado de sandía con lima y miel, que le da un sabor intenso y refrescante.

Jun de verano

1. Añade la sandía troceada, el zumo de lima y la miel al vaso de una licuadora y bate hasta obtener una mezcla homogénea.
2. Combina el resultado con el jun en una jarra grande y remueve bien.
3. Transfiere el jun de sandía y lima a unas botellas con cierre hermético y ciérralas.
4. Deja reposar las botellas en un lugar cálido y oscuro durante 2 o 3 días.
5. Refrigera las botellas. Antes de beber el jun, cuélalo con un colador fino para separar el líquido del scoby que se haya podido formar durante la fermentación secundaria.

INGREDIENTES:

• 1 kg de sandía, sin pepitas y troceada (unos 600 g después de licuada)
• El zumo de 2 limas
• 3 cucharadas de miel
• 2,85 litros de jun

Jun de fresa

INGREDIENTES:

- 600 g de fresas maduras, troceadas
- 60 ml de agua mineral
- 165 g de miel
- 2,85 litros de jun

1. Calienta el agua y las fresas en una cazuela y llévalas a ebullición.

2. Reduce el calor, tapa la cazuela y cuece las fresas durante 10-20 minutos, hasta que hayan perdido por completo la forma. Puedes triturarlas con un tenedor para obtener una pasta homogénea.

3. Retira la cazuela del fuego, añade la miel, remueve y espera a que la mezcla se enfríe por completo.

4. Combina las fresas con el jun en una jarra grande y mezcla bien.

5. Transfiere el jun de fresa (incluida la pulpa de la fruta, que impulsará el proceso de fermentación secundaria) a unas botellas con cierre hermético. No llenes las botellas, ya que, debido a la presión que se originará durante la segunda fermentación, lo ideal es dejar un poco de espacio libre. Cierra bien las botellas.

6. Permite que reposen en un lugar oscuro durante 2 o 3 días para se produzca el segundo proceso fermentativo.

7. Refrigera el jun de fresa durante al menos 24 si quieres disfrutar de un resultado óptimo. Antes de beberlo, cuélalo con un colador fino para separar la pulpa del líquido.

Notas del chef
- Es una receta perfecta para debutantes, muy fácil de elaborar y agradable al paladar para familiarizarnos con el sabor del jun. Las fresas y la miel combinan a la perfección, dando como resultado una suave bebida.

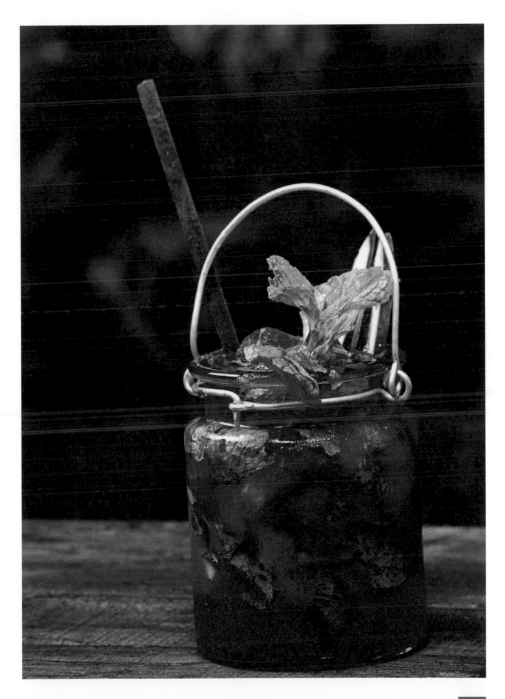

Jun de albaricoque

INGREDIENTES:

- 4 albaricoques grandes y maduros, sin el hueso y troceados
- 60 ml de agua
- 85 g de miel
- 2,85 litros de jun

1. Añade los albaricoques troceados y el agua a una cazuela mediana. Tapa y lleva a ebullición.

2. Reduce el fuego y deja que la mezcla hierva suavemente, tapada, hasta que los albaricoques hayan perdido la forma, durante unos 10 minutos.

3. Retira la cazuela del fuego y agrega la miel.

4. Espera a que la mezcla se enfríe por completo.

5. Combina los albaricoques y el jun en una jarra grande (o en dos).

6. Remueve bien y transfiere el resultado a varias botellas con cierre hermético.

7. Déjalas reposar 3 días a temperatura ambiente en un lugar oscuro.

8. Refrigéralas durante 24 horas o más.

9. Antes de beberlo, te recomiendo colar el jun con un colador fino para retirar la pulpa de albaricoque y las pequeñas colonias de bacterias y levaduras que se hayan podido formar.

Notas del chef

Los albaricoques aportan un sabor sutil, muy suave y dulce. La pulpa de albaricoque favorece la aparición de burbujas durante la fermentación secundaria y le añade dulzor, al tiempo que conserva el sabor natural del jun.

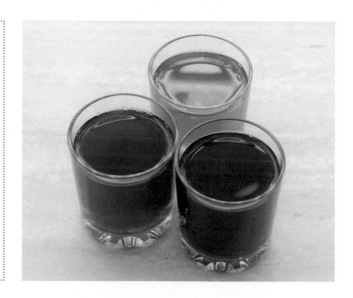

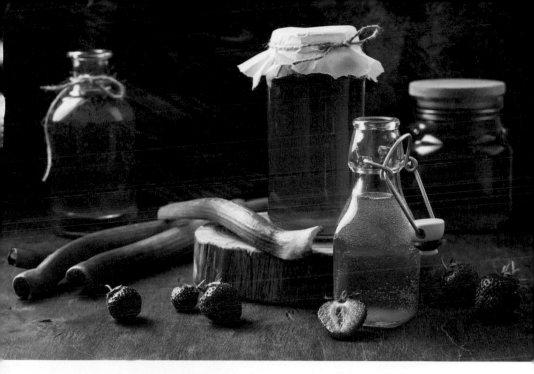

Jun de ruibarbo y miel

1. Añade el ruibarbo troceado y el agua a una cazuela. Tápala y caliéntala a fuego medio.
2. Lleva a ebullición, después reduce el fuego y deja que hierva suavemente (con la tapa) hasta que el ruibarbo esté tierno y haya perdido la forma.
3. Incorpora la miel y remueve para que se disuelva.
4. Retira la cazuela del fuego y deja que la mezcla se enfríe por completo. Para acelerar el proceso, transfiérela a un recipiente y refrigérala en la nevera.
5. Combina el ruibarbo con el jun en una jarra grande y remueve bien.
6. Vierte el jun de ruibarbo en las botellas de cristal con cierre hermético. Reparte la pulpa de ruibarbo entre ellas y ciérralas.
7. Déjalas reposar en un lugar cálido y oscuro durante 2 o 3 días.
8. Refrigera el jun durante 24 horas para ralentizar el proceso de fermentación.
9. Antes de beberlo, cuélalo con un colador fino para separar la pulpa del ruibarbo y retirar el nuevo scoby que se haya formado.

INGREDIENTES:

- 1 penca de ruibarbo (unos 200 g troceado)
- 240 ml de agua
- 110 g de miel
- unos 3 litros (2,85 l) de jun

Notas del chef
Las pencas de ruibarbo aportan un sabor dulce, ácido y con un puntito picante. El ruibarbo contiene grandes cantidades de vitamina C y vitamina K, antioxidantes, luteína y calcio.

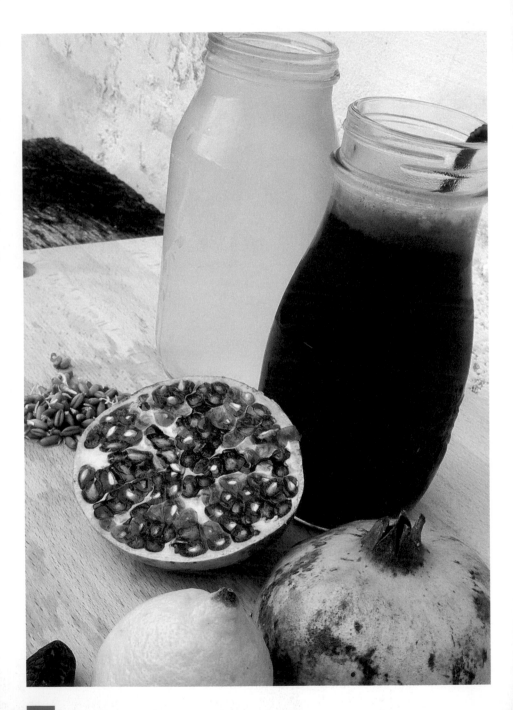

8. Recetas con rejuvelac

Zumo de frutas con rejuvelac

1. Añade el rejuvelac y el zumo que hayas elegido a un vaso grande o a una jarra, remueve y sirve.

INGREDIENTES:

- 240 ml de rejuvelac
- 240 ml de zumo 100% natural, como zumo de arándanos rojos, manzana o arándanos azules

Notas del chef

- Hay mucha gente a los que no les gusta el sabor del rejuvelac. Puede recordar al de la levadura con un toque alimonado, y quizá tardarás un poco en acostumbrarte. Una alternativa es añadir 240 ml (1 taza) de zumo natural cien por cien por cada 240 ml de rejuvelac.
- También se puede agregar un chorrito de limón recién exprimido para conseguir una bebida refrescante.

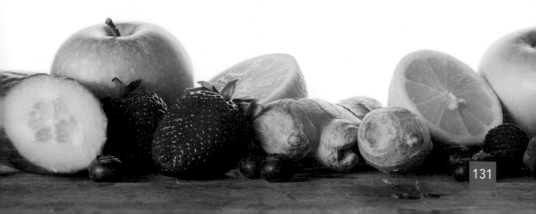

9. Recetas con limonada lactofermentada

Limonada de frambuesa y limón

INGREDIENTES:

- 600 g de frambuesas
- El zumo de 2 limones (preferiblemente tipo meyer)
- 120 ml de agua
- 3 cucharadas de azúcar o sirope de agave
- 1,9 litros de limonada lactofermentada

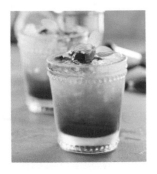

1. Añade las frambuesas, el zumo de limón y el agua a una cazuela. Tapa y lleva a ebullición.

2. Reduce el fuego y deja que la mezcla burbujee suavemente hasta que las frambuesas pierdan la forma y liberen su jugo, durante 5-8 minutos. Tritura las frambuesas con un tenedor.

3. Incorpora el sirope o el azúcar y remueve hasta que se disuelva.

4. Retira la cazuela del fuego y deja que el contenido se enfríe por completo.

5. Con un colador fino de metal, cuela la mezcla para separar las semillas de las frambuesas. Transfiere el líquido a un tarro, a una jarra o a una botella grande. Presiona la pulpa de la fruta con un tenedor en el colador para obtener todo el zumo que sea posible.

6. Desecha la pulpa de frambuesas.

7. Añade la limonada lactofermentada al recipiente y remueve bien.

8. Puedes servir la limonada de frambuesas de inmediato o conservarla en un par de botellas dentro de la nevera (bébete lo que no quepa en ellas).

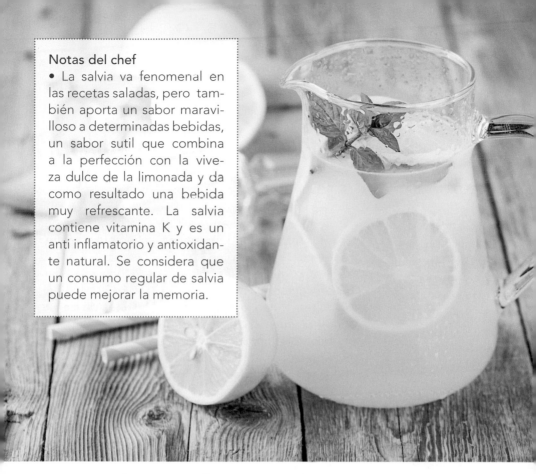

Limonada lactofermentada con salvia

1. Añade el agua y las hojas de salvia a una cazuela y llévalas a ebullición.

2. Después apaga el fuego, incorpora el azúcar y remueve hasta que se disuelva. Deja a temperatura ambiente durante al menos 10 minutos para que la mezcla se impregne del sabor de la salvia.

3. Transfiere el líquido a un recipiente y refrigera hasta que se haya enfriado por completo.

4. Una vez frío, cuélalo para separarlo de las hojas de salvia y a continuación, viértelo en una jarra.

5. Añade la limonada lactofermentada y remueve bien.

6. Puedes disfrutar de esta bebida en el acto o envasarla en botellas con cierre hermético, en las que se conservará hasta 1 semana.

INGREDIENTES:
• 240 ml de agua
• 10 hojas de salvia, picadas
• el zumo de 1 limón
• 2 cucharadas de azúcar o sirope de ágave
• 960 ml de limonada lactofermentada

Limonada de fresa y ruibarbo

INGREDIENTES:

• 300 g de ruibarbo natural, troceado

• 240 ml de agua

• 300 g (1 ó tazas) de fresas, troceadas

• el zumo de 1 limón

• 50 g de azúcar

• 1,9 litros de limonada lactofermentada

1. Añade el agua y el ruibarbo a una cazuela, tápala y lleva a ebullición.

2. Reduce la temperatura y hierve a fuego lento; deja que la mezcla burbujee y se cocine durante aproximadamente 15 minutos.

3. Incorpora las fresas, el zumo de limón y el azúcar y cocina durante 3 minutos más.

4. Espera a que la mezcla se enfríe antes de transferirla a un cuenco o a un vaso grande para refrigerarla por completo en la nevera.

5. Combina la mezcla de ruibarbo y fresa con la limonada lactofermentada en el vaso de la batidora.

6. Bate hasta conseguir una mezcla homogénea y sirve bien fría.

Notas del chef

• Esta combinación de sabores gusta a mucha mucho y puede emplearse también en productos de repostería. El ruibarbo es rico en calcio, antioxidantes, luteína (buena para la vista) y vitamina K.

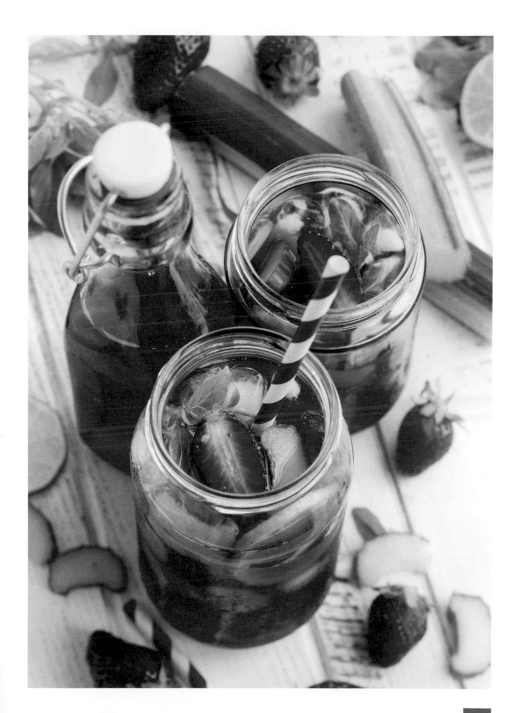

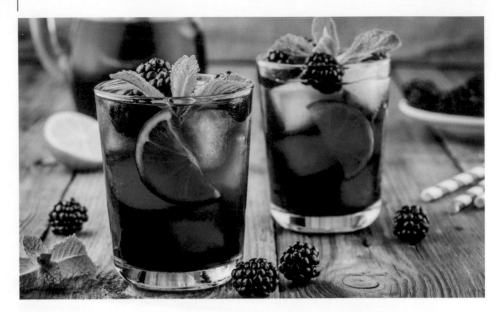

Limonada de frutos del bosque

INGREDIENTES:

- 400 g de moras
- el zumo de 2 limones
- 120 ml de agua
- 3 cucharadas de azúcar
- 1,9 litros de limonada lactofermentada

1. Pon las moras, el zumo de limón y el agua a una cazuela. Tapa y lleva a ebullición.

2. Reduce el fuego y deja que la mezcla burbujee suavemente hasta que las moras pierdan la forma y liberen sus jugos, durante 5-8 minutos. Tritura las moras con un tenedor.

3. Añade el azúcar y remueve para que se disuelva.

4. Retira la cazuela del fuego y espera a que la mezcla se enfríe por completo.

5. Después, cuélala con un colador fino de metal para separar las semillas de las moras y transfiere el líquido a una jarra, tarro o botella grande. Presiona la pulpa de la fruta para extraer todo el zumo.

6. Desecha la pulpa.

7. Añade la limonada lactofermentada a la jarra y remueve bien.

8. Puedes servir esta limonada de moras enseguida o conservarla embotellada en el frigorífico.

Limonada de lavanda y limón

1. Añade el agua y las flores de lavanda a una cazuela y lleva a ebullición. Apaga el fuego, agrega el azúcar y el zumo de limón y remueve hasta que se disuelva el azúcar.

2. Deja que la mezcla repose durante al menos 20 minutos para que la lavanda libere todo su sabor.

3. Transfiere la mezcla a un recipiente y refrigera hasta que esté completamente fría.

4. Cuélala con un colador; trasvasa el líquido a una jarra y desecha las flores de lavanda.

5. Combina la limonada lactofermentada con la infusión de lavanda y remueve bien.

6. Bate hasta conseguir una mezcla homogénea y sírvela bien fría.

INGREDIENTES:

- 240 ml de agua
- 1 y ½ cucharadas de flores de lavanda
- 50 g de azúcar
- el zumo de 1 limón
- 1,9 litros de limonada lactofermentada

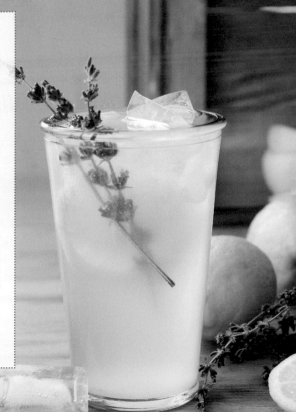

Notas del chef

- Esta es la limonada más relajante. La lavanda se utiliza desde hace muchos siglos en todo el mundo gracias a su larga lista de propiedades saludables. Las flores de lavanda contienen polifenoles, que ayudan a combatir las bacterias dañinas y reducen la hinchazón.

- La lavanda y los probióticos hacen milagros para aliviar el dolor de estómago y facilitar los procesos digestivos. La lavanda también es un remedio contra la irritación y la sequedad de la piel. En infusión da una deliciosa bebida floral con propiedades calmantes, tanto para la mente como para el cuerpo.

Granizado de limonada de albaricoque

INGREDIENTES:

• 2 albaricoques sin el hueso, troceados y congelados

• 1 plátano congelado

• 120 ml de limonada lactofermentada

• 120 ml de leche de almendras con sabor a vainilla

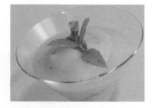

1. Añade todos los ingredientes al vaso de una batidora y bate hasta conseguir un granizado suave.

Notas del chef
• La limonada lactofermentada es perfecta para combinar con cualquier fruta, porque presenta un gran equilibrio de dulzura y acidez. La limonada y los albaricoques combinan de maravilla, aunque su pulpa sea muy carnosa (sabe mal que para obtener cierta cantidad de zumo se necesite un gran número de albaricoques). Para lograr un granizado fabuloso, lo único que tienes que hacer es trocear los albaricoques, congelarlos y después batirlos junto con la limonada, un plátano y leche de almendras. El resultado es una pura delicia.

Bebida de merengue de limón

INGREDIENTES:

• 2 plátanos congelados

• 240 ml de limonada lactofermentada

• el zumo de medio limón

• 2 cucharadas de leche de coco Instrucciones

1. Pon todos los ingredientes en el vaso de la batidora y bate hasta conseguir una mezcla homogénea y sedosa.

Notas del chef
• Gracias al suero de leche, la limonada lactofermentada tiene un sabor muy parecido al del pastel de merengue de limón. Es dulce, cremosa, ácida y suave en la boca, como un postre. El smoothie con limonada lactofermentada recuerda a este tipo de tartas.

10. Recetas con cerveza de jengibre

Copa de helado con cerveza de jengibre a la fresa

1. Llena unos vasos de tubo con la cantidad deseada de helado.

2. Abre con cuidado una botella de cerveza de jengibre con sabor a fresa y cuélala para separar la pulpa de fresa.

3. Vierte la cerveza de jengibre sobre el helado… ¡y a disfrutarla en compañía!

Para 3-4 personas

INGREDIENTES:

• ½ kg de helado de vainilla

• 480 ml de cerveza de jengibre casera con sabor a fresa

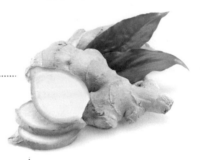

Otras combinaciones de sabores para esta receta

• Helado de té verde y cerveza de jengibre natural

• Sorbete de mango y cerveza de jengibre con sabor a piña

Notas del chef

• Vale la pena probar alguna vez una copa de helado a base de cerveza de jengibre: os encantará. Contiene todos los beneficios para la salud de los probióticos presentes en la cerveza de jengibre. Es un postre suculento y cremoso con un agradable toque de jengibre que matiza su dulzor. Además, existe todo un mundo de combinaciones de sabores para este tipo de copas…

Cerveza de jengibre con sabor a piña

INGREDIENTES:

• 480 ml de zumo de piña 100% natural

• 1,7 litros de cerveza de jengibre

1. Combina el zumo de piña y la cerveza de jengibre en una jarra grande.

2. Embotéllala y cierra bien las botellas.

3. Deja reposar las botellas durante 2 o 3 días en un lugar cálido y oscuro.

4. Para disfrutar de un resultado óptimo, refrigera la cerveza durante 24 horas antes de consumirla.

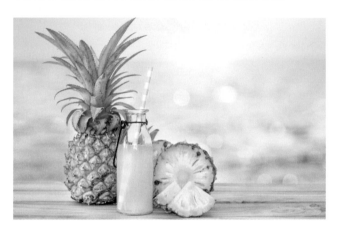

Notas del chef

• El zumo de piña es bien conocido por facilitar la digestión, y el hecho de que el jengibre también ayude a aliviar las náuseas y el malestar estomacal convierte a esta bebida en una opción perfecta para aquellos que padezcan molestias gástricas.

• El zumo de piña es rico en vitamina C, B6 y tiamina. También contiene bromelina, la enzima que favorece la buena digestión y ayuda a descomponer las proteínas de los alimentos. Por eso resulta muy beneficiosa para el estómago, además de que activa el sistema inmunitario y ayuda a la flora intestinal a realizar sus funciones digestivas.

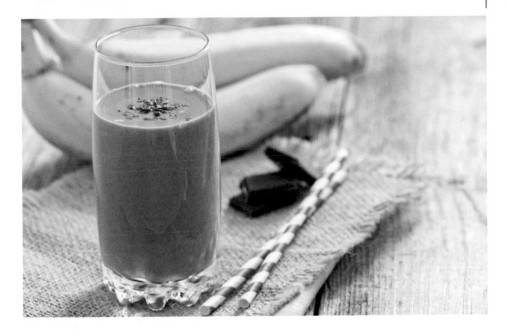

11. Recetas con smoothies y zumos

Banana choco smoothie

1. Añade todos los ingredientes al vaso de la batidora y bate hasta conseguir una mezcla homogénea.

Para 1 smoothie

INGREDIENTES:

- 1 plátano congelado
- 120 ml de kéfir de chocolate, o de yogur de moca, o de vainilla
- 120-180 ml de leche de almendras
- 1 ½ cucharadas de mantequilla de cacahuete
- 1 ½ cucharadas de cacao puro en polvo
- ½ cucharadita de maca en polvo, opcional

> **Notas del chef**
> • Puedes utilizar cacao en polvo normal, pero el sabor será distinto. La maca en polvo (opcional) es muy saludable. El polvo de maca proviene de la raíz de maca, una planta andina repleta de vitaminas B1, B2, C y E, muy rica en minerales y que es también afrodisiaca, aumenta la resistencia en atletas y ayuda a restaurar el nivel de glóbulos rojos.
> • Este smoothie se puede preparar con una gran variedad de yogures y kéfir. Mis favoritos son el kéfir de chocolate, el yogur de moca y el yogur de vainilla. Y también sabe delicioso sin yogur.

Smoothie de frutas

Para 2 personas

INGREDIENTES:

- 200 g de yogur de limón (casero o comercial)
- 180 ml de leche de almendras sin azúcar
- 6 fresas maduras (pueden ser congeladas)
- 1 plátano congelado
- 1 mango entero, pelado, troceado y congelado

1. Añadir todos los ingredientes al vaso de la batidora y batimos hasta obtener una mezcla homogénea y sedosa.

Nuestro consejo
- Si no dispones de una batidora de alta potencia, añade primero el yogur y la leche de almendras. Puedes utilizar una cantidad extra de leche de almendras para facilitar el proceso.

Batido de remolacha, fresas y plátano

Para 2 personas

INGREDIENTES:

- 250 g de fresas
- 1 plátano maduro
- 1 remolacha
- 1 vaso de bebida de coco sin azúcares añadidos

1. Lavamos las fresas y pelamos la remolacha y el plátano.
2. Cortamos los tres ingredientes en trozos.
3. En el vaso de una batidora o en un robot de cocina, introducimos los tres ingredientes junto con la bebida de coco. Trituramos hasta obtener el batido.
Si lo queremos un poco más dulce podemos añadir un poco de miel cruda. Está pensado para consumir en el mismo momento de preparación. No se recomienda guardar más de un día en la nevera ni congelarlo.

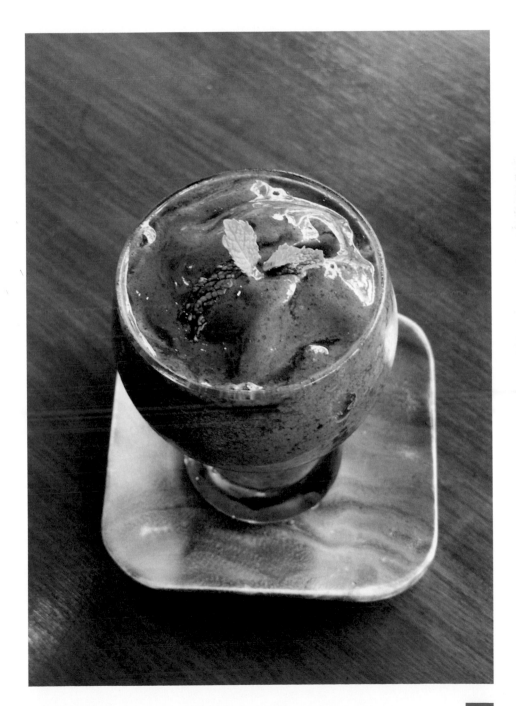

Smoothie de chocolate y remolacha

INGREDIENTES:

- ½ remolacha roja, cocida al vapor, troceada y congelada
- 1 ½ cucharadas de cacao puro o normal en polvo
- 1 plátano congelado
- 120 ml de kéfir de arándanos rojos
- 120 ml de leche de almendras

1. Añade unos 5 cm de agua a una cazuela, introduce la vaporera y lleva el agua a ebullición.

2. Corta una remolacha sin pelar en cuartos, introdúcela en la cazuela y tápala.

3. Cuece la remolacha al vapor durante 15 minutos o hasta que, si la pinchas con un tenedor, compruebes que está tierna.

4. Espera a que la remolacha se enfríe por completo. Una vez fría, córtala en trozos más pequeños y congélalos en un recipiente adecuado.

Para esta receta solo necesitarás la mitad de la remolacha, así puedes utilizar la otra mitad para ensaladas o conservarla en el congelador para añadirla a otro batido.

5. Agrega todos los ingredientes del smoothie al vaso de la batidora y bate hasta conseguir una mezcla homogénea y sedosa.

Nuestro consejo
- Si no dispones de una vaporera, puedes cocer la remolacha en agua hirviendo (o incluso asarla en el horno).

Smoothie de té matcha y leche de almendras

**Para 1 vaso grande
(o 2 de pequenos)**

1. Añade todos los ingredientes al vaso de una batidora y bate hasta conseguir una mezcla homogénea y sedosa.

INGREDIENTES:

- 1 o 2 plátanos congelados (si se prefiere, pueden sustituirse por unos 350 g de mango)
- 150 g de yogur de vainilla
- 240 ml de leche de almendras
- 1-2 cucharaditas de té matcha en polvo

También puedes elaborar un smoothic de marcha y mango sustituyendo el plátano por 300-400 g de mango troceado congelado.

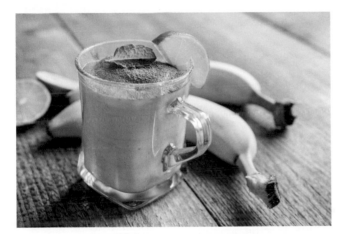

Notas del chef

- El té verde es una de las mayores fuentes de antioxidantes que existen. A pesar de que beber una taza de té verde es beneficioso para la salud, lo cierto es que la mayoría de sus propiedades quedan atrapadas en las hojas, que se suelen desechar. El polvo de té matcha es el resultado de moler dichas hojas (¡lo que se utiliza para elaborar el helado de té verde!) y está repleto de antioxidantes, vitaminas, minerales y aminoácidos.
- El té matcha también acelera el metabolismo y es un fantástico quemagrasas. Para elaborar un batido sabroso y saludable, no es necesario añadir gran cantidad de matcha. El sabor del té verde es sutil, y si se combina con frutas como el plátano o el mango, el smoothie de té verde mantendrá su sabor característico, pero el té puede combinarse, en realidad con casi todas las frutas.
- Es una bebida saludable que activa el sistema inmunitario

Lassi de kéfir con cúrcuma y piña

INGREDIENTES:

- 240 ml de kéfir de leche natural
- 1 plátano congelado
- 100 g de piña natural
- 60 ml de leche de coco
- el zumo de ½ limón
- 1 cucharadita colmada de jengibre rallado muy fino
- 1 cucharadita de cúrcuma
- 1 cucharadita de miel

1. Ralla con un rallador fino un trozo de jengibre fresco pelado hasta conseguir una cucharadita colmada. Puedes añadir más cantidad si te gusta el picante.

2. Añade todos los ingredientes al vaso de la batidora y bate hasta conseguir una mezcla homogénea y sedosa.

3. Sirve el smoothie en un vaso y espolvorea con un poco de cúrcuma para decorar.

Notas del chef

- El kéfir natural se puede sustituir por yogur natural.
- El lassi es una bebida tradicional de la India que se prepara a base de yogur y no tiene por qué contener fruta. Su consistencia es similar a la de un batido y entre sus ingredientes a veces figuran las especias, e incluso la sal. Cada uno de los componentes de esta bebida es muy saludable por sí mismo, al igual que el resultado, siempre beneficioso para la salud.
- Se sabe que la cúrcuma inhibe el crecimiento de las células cancerígenas. También posee propiedades antiinflamatorias, lo que ayuda a aliviar enfermedades de la piel, como la psoriasis. Se ha demostrado que ralentiza el desarrollo del alzhéimer, es antioxidante y un analgésico natural.
- El resto de ingredientes, junto a los probióticos del kéfir, son una maravilla y nos aportan un sinfín de beneficios.

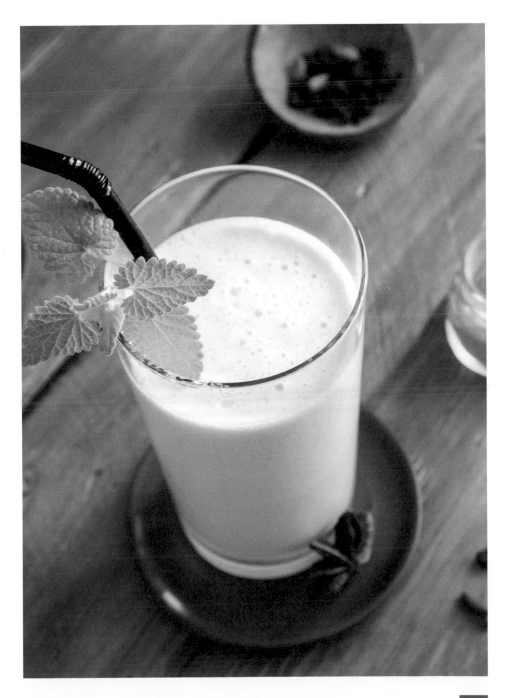

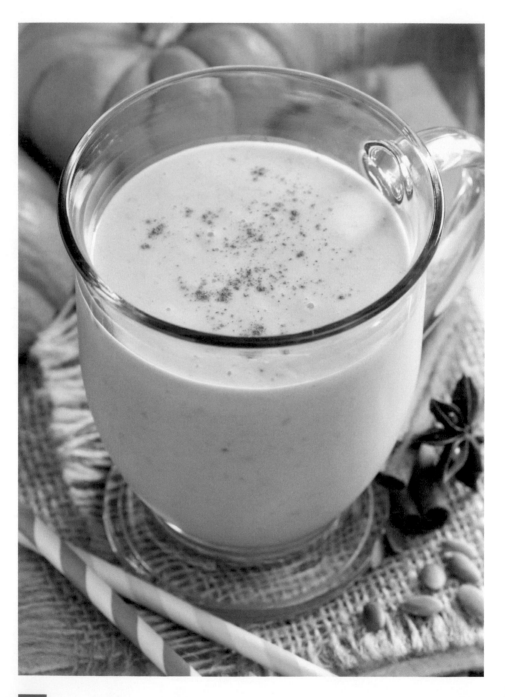

Smoothie de calabaza y especias

1. Ralla con un rallador fino un trozo pequeño de jengibre pelado hasta obtener media cucharadita.
2. Añade todos los ingredientes al vaso de la batidora y bate hasta conseguir una mezcla homogénea y sedosa.

Para 1 smoothie (cremoso)

INGREDIENTES:

- 100 g de puré de calabaza (o de boniato)
- 100 g de yogur natural (o yogur con sirope de arce)
- 120 ml de leche de almendras sin azúcar
- 1 plátano congelado
- 1 cucharadita colmada de miel
- ¼ de cucharadita de canela en polvo
- ½ cucharadita de jengibre fresco, rallado
- 1 pizca de nuez moscada

Notas del chef

- Si no dispones de una batidora de alta potencia, agrega una pequeña cantidad extra de leche de almendra para facilitar el proceso.
- La calabaza es rica en vitamina A y fibra, y baja en grasa y calorías. Si se combina con el jengibre y la canela se obtiene una bebida que seguro satisface la necesidad de dulce; es ideal para saciar el hambre y constituye una alternativa saludable a los postres tradicionales.
- El jengibre es un antiinflamatorio natural que facilita la digestión y la canela ayuda a regular el nivel de azúcar en sangre.

Almendras merengadas con kéfir

Para 3 personas

INGREDIENTES:

• 500 ml de bebida de almendras sin azúcares añadidos

• 2 bastones de canela en rama

• la piel de un limón

• unos gránulos de kéfir

• 3 cucharadas de postre de azúcar de panela o rapadura

1. Ponemos a hervir la bebida de almendras con las ramas de canela y la piel del limón, logrando así una infusión. Cuando arranque a hervir, la retiramos del fuego y la dejamos enfriar.

2. Una vez fría, colamos la bebida de almendras infusionada.

3. Vertemos nuestra bebida a un recipiente de vidrio (puede ser un tarro grande). Añadimos el azúcar y los gránulos de kéfir y removemos ligeramente. Dejamos reposar sin tapar durante 1 o 2 días a temperatura de entre 15 y 30 °C; generalmente a temperatura ambiente. Durante estos días dejamos que el kéfir se desarrolle.

4. Después de este periodo, recuperamos los gránulos de kéfir con una espumadera de plástico o con espátula con rejilla de plástico o de madera (no utilizar acero inoxidable).

5. Ya tenemos la bebida de almendras semicuajada. Si lo deseamos, se le puede añadir un poco más de canela en polvo o un poco de miel cruda. Podemos conservarlo en la nevera unos 5 días, pero no se recomienda congelar.

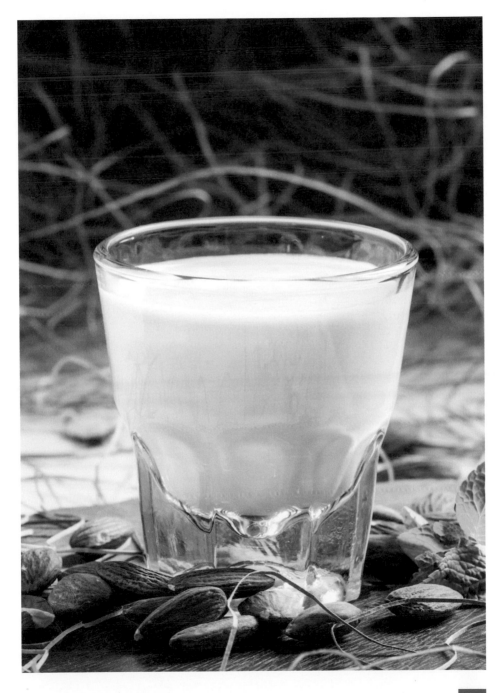

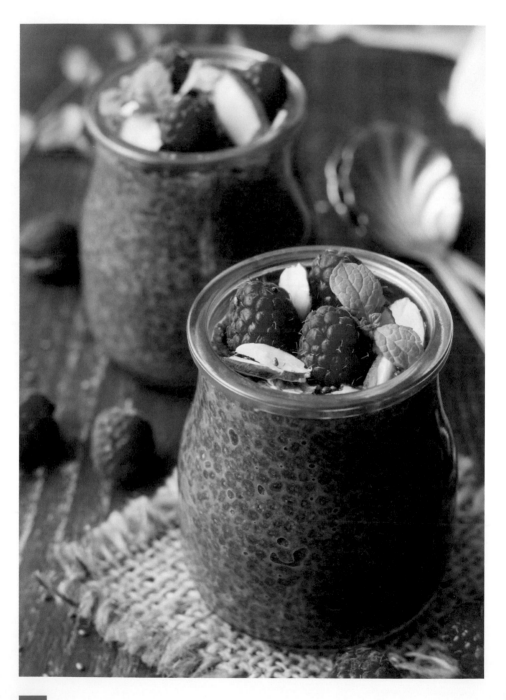

Puro chocolate con semillas de chía

1. Empezaremos derritiendo el chocolate al baño maría. Para ello necesitaremos un par de cazuelas: una más grande y otra de menor diámetro para que quepa dentro de la otra (aunque también nos serviría un bol). Ponemos al fuego con agua la cazuela más grande y, dentro de esta, la cazuela más pequeña (o bol) en contacto con el agua, pero sin agua dentro.

2. Cortamos la tableta de chocolate en trozos pequeños y los vamos añadiendo a la cazuela pequeña (o bol); al mismo tiempo que el chocolate se va fundiendo, le damos vueltas con una cuchara de madera para agilizar el proceso. Aunque proponemos utilizar 60 g de chocolate, podemos reducir o aumentar la cantidad al gusto.

3. Mientras tanto, calentamos la bebida de avena en un cazo y apagamos el fuego justo cuando empieza a hervir. Allí mismo, añadimos el chocolate ya fundido y las semillas de chía. Ahora, y con la ayuda de una batidora, trituramos la mezcla.

4. Cuando la mezcla esté tibia, añadimos la miel cruda y removemos bien el conjunto. Colocamos la mezcla en 4 vasos y los dejamos reposar a temperatura ambiente durante, al menos, una hora.

Se puede conservar unos 5 días en el frigorífico. No se recomienda congelar.

Para 4 personas

INGREDIENTES:

- 250 ml de bebida de avena sin azúcar añadido
- 2 cucharadas soperas de semillas de chía
- 60 g de tableta de chocolate puro (mínimo 85% de cacao)
- 1 cucharada sopera de miel cruda
- opcional: unas frambuesas y un puñado de frutos secos fileteados

Granizado de manzana y apio

para 4 personas

INGREDIENTES:

- 300 g de compota de manzana
- ½ apio
- 200 ml de agua
- zumo de un limón o lima
- 4 hojas de menta
- 2 cucharadas soperas de miel cruda
- 1 cucharada de postre de hojas de hinojo
- 1 pizca de canela

1. Se pone a hervir un cazo con 200 ml de agua. Cuando llegue a ebullición, introducimos las hojas de hinojo, apagamos el fuego y lo dejamos reposar. Tendremos el agua infusionada al cabo de 5 minutos.

2. Colar el agua y dividimos la infusión en dos partes iguales, una parte la distribuimos en unos moldes de cubitos, que congelamos, y la otra parte la vertemos en un vaso que reservamos en la nevera.

3. Limpiamos y troceamos el apio, lo mezclamos con la compota de manzana en un recipiente y congelamos la mezcla (tardará entre una y dos horas).

4. Cuando esté todo bien congelado, lo sacamos del congelador y lo introducimos en un recipiente en el que quepa todo: la mezcla de apio y compota congelada, los cubitos de infusión de hinojo congelada y el resto de los ingredientes que añadimos ahora: la miel, la canela, las hojas de menta, el zumo de limón y el agua con hinojo que habíamos reservado en la nevera.

5. Triturar la mezcla con ayuda de una batidora o de un robot de cocina e introducimos el contenido en una olla o recipiente de acero inoxidable. Lo capamos con papel film y lo metemos en el congelador durante, al menos, una hora.

6. Sacamos del congelador y, cuando esté ligeramente descongelado, removemos y servimos.

Esta preparación se puede conservar perfectamente en el congelador. Cuando queramos volver a consumirla, bastará con dejarla descongelar ligeramente y triturarla de nuevo.

Zumo de mandarina, zanahoria y pera con jengibre

1. Pelar las mandarinas y, con ayuda de un exprimidor, sacamos su zumo (si no tuviéramos mandarinas, podemos sustituirlas por naranjas).

2. Pelamos y troceamos las peras, las zanahorias y el jengibre. Si disponemos de una licuadora, sacamos el jugo de los tres ingredientes. Si no, colocamos la mezcla en un recipiente y trituramos con ayuda de una batidora o de un robot de cocina, después lo pasamos por un colador presionando con un mazo de mortero para sacar todo el jugo.

para 4 personas

INGREDIENTES:
- 10 mandarinas
- 3 peras
- 8 zanahorias
- 1 dado de jengibre fresco

Notas del chef
- Si las mandarinas son muy ácidas, podemos añadir un poco de miel cruda a la mezcla. Lo ideal es consumir esta preparación al momento.

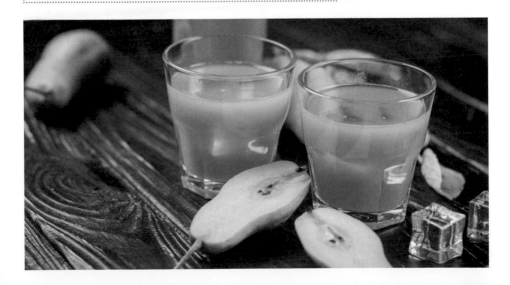

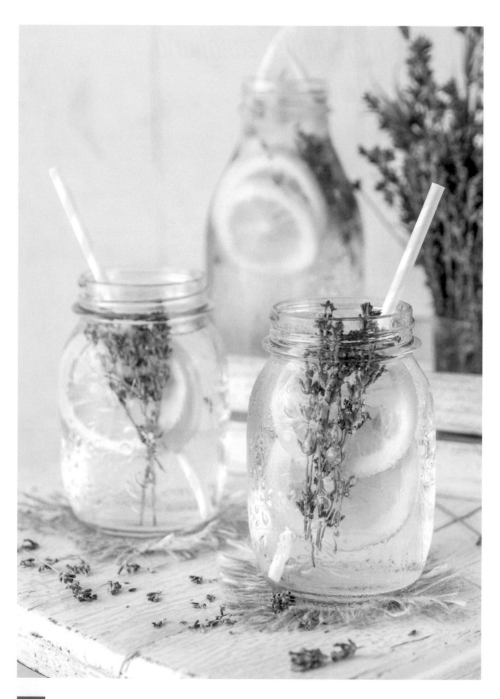

Para saber más

Libros

- Axe, Dr. Josh. *Todo está en tu digestión*. Ed. Paidós.
- Cañellas, Xavi y otros. *Alimentación prebiótica*. Ed. Plataforma.
- Davis, Dr. William, *Sin trigo, gracias*. Ed. Debolsillo.
- Ellix Katz, Sandor. *Pura fermentación*. Ed. Gaia.
- Enders, Giulia. *La digestión es la cuestión*. Ed. Urano.
- García, Luis. *Cocina líquida vegetal*. Ed. Diversa.
- Hobbs, Christopher. *Kombucha, the essential guide*. Ed. Botanica Press.
- Jarvis, Dr. D.C. *Medicina popular*. Ed. Bruguera (apartado sobre el vinagre de manzana).
- Liégeois, Véronique. *Bien-être intestinal*. Ed. La Plage.
- Lipski, Elizabeth. *Digestive wellness*. Ed. Keats.
- Perlmutter, Dr. David. *Cerebro de pan*. Ed. Debolsillo.
- Sonnenburg, Justin y Erica. *El intestino feliz*. Ed. Debolsillo.
- Zorokiain, Nerea. *Fermentación*. Ed. Denonartean.

Referencias (capítulo 1)

• Stephanie M. Matt, Jacob M. Allen, Marcus A. Lawson, Lucy J. Mailing, Jeffrey A. Woods, Rodney W. Johnson. *Butyrate and Dietary Soluble Fiber Improve Neuroinflammation Associated With Aging in Mice.* Frontiers in Immunology, 2018; 9 DOI: 10.3389/fimmu.2018.01832

• Douglas J. Morrison & Tom Preston (2016) *Formation of short chain fatty acids by the gut microbiota and their impact on human metabolism,* Gut Microbes, 7:3, 189-200, DOI: 10.1080/19490976.2015.1134082

• Flint HJ, Duncan SH, Scott KP, Louis P. *Links between diet, gut microbiota composition and gut metabolism.* Proc Nutr Soc 2015; 74:13-22; PMID:25268552; http:// dx.doi.org/10.1017/S0029665114001463

• INRA Science & Impact, *Microbiote, la révolution intestinale,* 2017 [https://inra-dam-front-resourcescdn. brainsonic.com/ressources/afile/383885-34a7b-resource-dossier-de-presse-microbiote-la-revolutionintestinale. pdf]

• https://libredelacteos.com/salud-y-bienestar/ph-alimentacion-salud/ (sobre el vinagre de sidra).

• Adrián D. Friedrich, Mariela L. Paz et al. *Message in a Bottle: Dialog between Intestine and Skin Modulated by Probiotics,* Int J Mol Sci. 2017 Jun; 18(6): 1067.

• Agusti A. Garcia-Pardo MP et al. *Interplay Between the Gut-Brain Axis, Obesity and Cognitive Function,* Front Neurosci. 2018; 12: 155. doi: 10.3389/fnins.2018.00155.

Otros títulos similares:

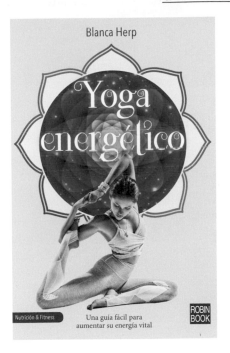

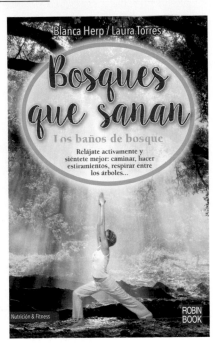

Yoga energético
Descubra su lado más espiritual a partir de estos sencillos ejercicios.

Bosques que sanan
El poder curativo de los árboles

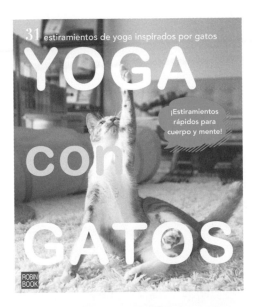

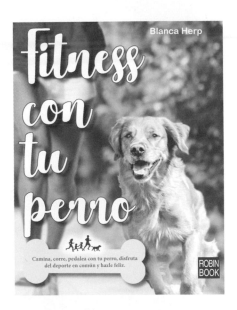

Yoga con gatos
31 estiramientos de yoga inspirados por gatos. Estiramientos rápidos para cuerpo y mente.

Fitness con tu perro
Camina, corre, pedalea con tu perro, disfruta del deporte en común y hazle feliz.

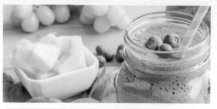
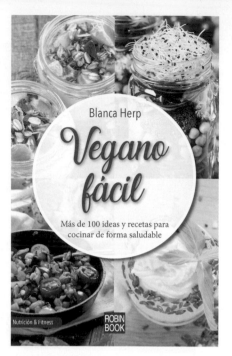
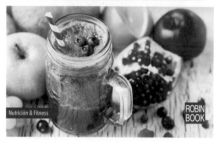

Vegano Fácil

Más de 100 ideas y recetas para
cocinar de forma saludable

Superzumos verdes

Más de 100 ideas y recetas para
preparar zumos deliciosos

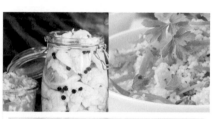
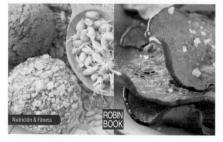
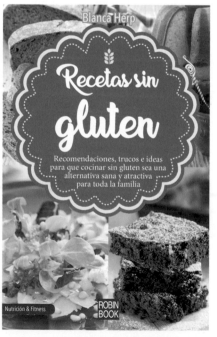

Macrobiótica fácil

Recetas para el equilibrio físico,
emocional y espiritual

Recetas sin gluten

Recomendaciones, trucos e ideas para
cocinar sin gluten